全媒体"健康传播"系列丛书

肺部微创手术患者指南

江西科学技术出版社

江西·南昌

图书在版编目（CIP）数据

肺部微创手术患者指南 / 陈中书主编 . -- 南昌：江西科学技术出版社 , 2020.12

ISBN 978-7-5390-7567-9

Ⅰ. ①肺… Ⅱ. ①陈… Ⅲ. ①肺疾病—显微外科学—指南 Ⅳ. ① R655.3-62

中国版本图书馆 CIP 数据核字 (2020) 第 199708 号

国际互联网（Internet）地址：http://www.jxkjcbs.com
选题序号：ZK2019158
图书代码：D20005-101

肺部微创手术患者指南　　　　　　　　　　　　　陈中书　主编
FEIBU WEICHUANG SHOUSHU HUANZHE ZHINAN

出版发行 / 江西科学技术出版社
社址 / 南昌市蓼洲街 2 号附 1 号
邮编 / 330009
电话 / 0791-86623491
印刷 / 雅昌文化（集团）有限公司
经销 / 各地新华书店
成品尺寸 / 145mm×210mm
印张 / 5.125
字数 / 75 千字
版次 / 2020 年 12 月第 1 版　 2020 年 12 月第 1 次印刷
书号 / ISBN 978-7-5390-7567-9
定价 / 36.00 元

赣版权登字 -03-2020-395

这不仅是一本医学知识科普书，
更是你的高效学习解决方案

建议配合二维码使用本书

医学知识
每天听医学知识

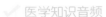
医学知识音频
每天60秒，听一个医学知识。

医疗科普
医疗健康调频

医疗健康音频
听医疗健康音频，学习生活医疗健康小知识。

阅读助手
提供读书服务

阅读助手
为读者提供：个性化阅读服务，提高阅读效率。

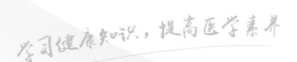

微信扫码领资源
提高学习效率

丛书编委会

序 言
PREFACE

砥砺奋进，春风化雨。党的十八大以来，以习近平同志为核心的党中央把人民健康放在优先发展的战略位置，提出"没有全民健康，就没有全面小康""要做身体健康的民族"，从经济社会发展全局统筹谋划加快推进"健康中国"战略。

江西省委、省政府历来高度重视人民健康，积极出台实施《"健康江西2030"规划纲要》，加快推进"健康江西"建设，全省卫生健康领域改革与发展成效显著，医疗卫生服务体系日益健全，人民群众健康水平和健康素养持续提高。

江西省卫生健康委员会与江西省出版集团公司共同打造的"健康江西"全媒体出版项目，包括图书出版和健康教育平台，内容涵盖健康政策解读、健康生活、中医中药、重大疾病防治、医学人文故事、卫生健康文化、医企管理等内容。《全媒体"健康传播"系列丛书》是"健康江西"全媒体出版项目中一套优秀的、创新的健康科普读物，由相关领域的医学专家潜心编写，集科学性、实用性和可读性于一体。同时推出"体验式"及"参与式"模式，实现出版社、专家、读者有效衔接互动，更好地为读者服务。

对人民群众全生命周期的健康呵护与"健康江西"全媒体形式的结合，堪称一种全新的尝试，但愿受到广大读者的喜爱，尤其希望从中获取现实的收益。

江西省卫生健康委党组书记、主任

2018 年 12 月 5 日

前　言
FOREWORDS

　　呼吸介入微创技术自20世纪80年代以来，逐渐兴起，伴随着基础医学、工程材料学、现代电子光学及人工智能等新学科、新技术的快速发展，以可弯曲支气管镜、硬质气管镜使用开展的呼吸内镜介入微创手术，以胸腔镜使用开展的腔镜介入微创手术，以影像引导的经皮肺穿刺介入微创诊疗手术和以影像引导的经血管介入微创手术，构建了现代呼吸介入技术多学科、多维度共同诊疗肺部疾病的新型医学模式。

　　本书通俗而具体地介绍了肺部肿瘤、肺结核、咯血、气胸、气道狭窄、胸腔积液等常见多发肺部疾病呼吸介入微创诊疗方法，让广大群众及病患了解呼吸介入微创技术在肺部疾病的现实应用和诊疗效果，以便大家在就诊时，在专科医生的帮助下能够做出科学正确的治疗选择。

由于时间仓促，加之作者水平有限，本书的可读性和通俗性可能有所欠缺，书中疏漏也在所难免，敬请广大读者包涵并提出宝贵意见，以便不断改进。

陈中书

2019 年 7 月 6 日

目 录
CONTENTS

呼吸内镜介入手术

肺血管介入手术

经皮肺穿刺介入手术

PART 1

肺的基础知识

肺部解剖结构你懂吗

要了解肺，首先要了解肺有怎样的解剖结构，是个怎样的脏器。肺位于胸腔内，上通喉咙，左右各一，在人体脏腑的中位，故称肺为"华盖"。因肺叶娇嫩，不耐寒热，易被邪侵，故又称"娇脏"。为魄之处，气之主，在五行属金。手太阴肺经与手阳明大肠经相互络属于肺与大肠，故肺与大肠相为表里。

肺是使人体能够自由呼吸的器官，一个生命的诞生是由"哭声"开始的，哭声使我们的肺完全舒张开，从而打开我们的生命之门，降临人间。

我们有两个肺，分别位于左右胸腔，每个肺都由支气管的管道与气管相连。肺具有柔软的、海绵状的结构，因此，在呼吸时它可以伸展并舒张。肺上端顿圆叫作肺尖，向上经胸廓上口突入颈根部，底面位于膈上，对向肋骨和肋间隙的面叫作肋面，朝向纵隔的面叫作内侧面，该面中央的支气管、血管、淋巴结和神经的出入口叫作"肺门"，而这些出入肺门的结构，被结缔组织包裹在一起叫"肺根"。左肺由斜裂分为上、下两个肺叶；右肺除斜裂外，还有一水平裂将其分为上、中、下三个肺叶。

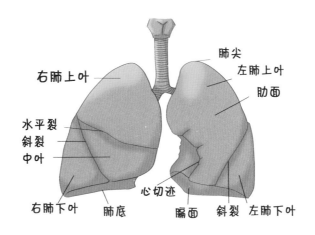

肺裂的体表标志，左、右斜裂相当于第三胸椎棘突向外下至锁骨中线于第六肋骨相交处斜线，右肺水平裂向右侧第四胸肋关节向外达腋中线与斜裂投影线相交处水平。所以我们行胸腔镜手术时一般选用腋前线第四肋间切开，这样操作更靠近肺门，有利于我们肺门血管的解剖。有些肥胖的患者定位比较困难，有的学者想了个快速定位方法，腋前线位置，腋下一个巴掌的距离，一般是第四肋间，这个方法可快速准确的定位（上海市肺科医院经验）。

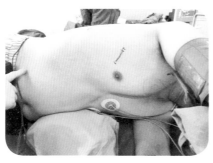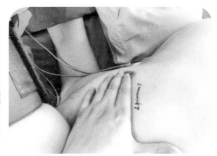

肺叶是由多个肺段组成，根据肺段支气管的分布，右肺分为十个段，左肺分为八段，肺段是肺的独立解剖单位（目前盛行的胸腔镜肺段切除的解剖学依据），各肺段都是楔形，尖朝肺门，底朝肺表面，均有自己的支气管及相应的血管分布，肺段动脉与段支气管并行，但肺段静脉却在两段之间，接受相邻两段的血液，故肺段静脉可作为各段之间的分界标志。这是肺段切除的段间平面的解剖学标志。

肺脏像一棵倒过来的树一样，有树干、树枝和许多树叶组成。肺是以支气管反复飞叉形成的支气管树为基础构成的。左、右支气管在肺门分成第二级支气管，第二级支气管及其分支所辖的范围构成一个肺叶，每支第二级支气管又分出第三级支气管，每支第三级支气管及其分支所辖的范围构成一个"肺段"，支气管在肺内反复分支可达 23~25 级，最后形成肺泡。肺循环的氧气及二氧化碳的交换主要在远端肺泡内进行，就像自然界的树一样，光合作用主要在树叶上进行，吸入二氧化碳，为自然界提供氧气。支气管各级分支之间以及肺泡之间都由结缔组织性的间质所填充，血管、淋巴管、神经等随支气管的分支分布在结缔组织内。肺泡之间的间质内含有丰富的毛细血管网，是血液和肺泡内气体进行气体交换的场所。肺表面覆被一层光滑的浆膜，即胸膜脏层。

肺的血管根据其功能分为两类：一是组成小循环的肺动脉和肺静脉，是肺的功能性血管，具有完成气体交换的作用；二是属于大循环的支气管动脉和静脉，是肺的营养血管，一般发自胸主动脉和肋间血管，攀附于支气管壁，随支气管分支而分布，营养肺内支气管的壁、肺血管壁和脏胸膜。

肺的神经支配来自迷走神经和交感神经的分支，其神经纤维在肺门处形成肺丛，而后随支气管和肺血管分支入肺，分布于支气管树的平滑肌和腺体。迷走神经兴奋，支气管收缩，腺体分泌增加，故有些患者夜间及晨起痰多；交感神经兴奋可是血管收缩，支气管扩张。肺脏无痛觉神经的分布，故肺脏无法感觉疼痛，一般胸痛是因为胸膜的刺激感觉疼痛。

　　肺的淋巴结分为肺内淋巴结和肺支气管淋巴结，后者又分为肺门淋巴结及叶间淋巴结。肺内淋巴结位于肺段支气管或小支气管分叉处，或位于肺动脉分叉处。偶有在脏层胸膜下见到肺内淋巴结。肺支气管淋巴结位于主支气管的较下部（称为肺门淋巴结），或位于肺叶支气管分叉处（称为叶间淋巴结）。肺癌的患者都需进行淋巴结的清扫或采样，所以肺的淋巴结对于肺癌治疗具有十分重要的临床意义。

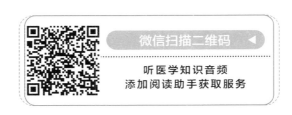

微信扫描二维码 ◀

听医学知识音频
添加阅读助手获取服务

肺部的常见疾病

肺是我们最重要的器官之一，也是最容易受伤的器官之一。相信大家都曾经咳嗽过吧，咳嗽就是我们肺部疾病最常见的症状，并且在大多数人眼中是种惹人厌烦的症状，但是咳嗽却不是一无是处的"恶魔"。医学上认为咳嗽是非常重要的呼吸道防御性反射，具有清洁气道的作用，有利于人体清除肺和气道内的黏

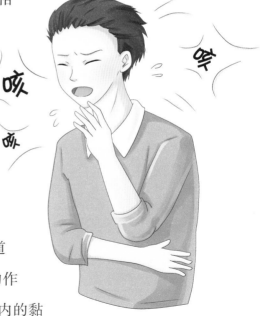

液和异物。肺部常见疾病，如急性气管－支气管炎、慢性支气管炎、慢性阻塞性肺疾病、哮喘、支气管扩张症、肺结核、肺癌、胸腔积液等都可以引起咳嗽。接下来，让我们一起来了解一下常见的肺部疾病吧。

急性气管－支气管炎

急性气管－支气管炎是一种非常常见的疾病，那么它是由什么引起的呢？急性气管－支气管炎是由感染、物理、化学刺激或变应原引起的气管－支气管黏膜的急性炎症。患者在发病前常常有受凉、淋雨、过度疲劳等诱因，先出现鼻塞、流涕、咽痛等上呼吸道感染的症状，然后逐渐出现咳嗽、咳痰，有的患者还会出现胸闷、气急、发热等。适当休息，注意保暖，给予抗感染、祛痰、止咳、平喘等对症治疗，一般都恢复得比较快。如果延误治疗或治疗不当，少数患者可以并发肺炎，反复发作的患者可因病情迁延，发展为慢性支气管炎。

慢性支气管炎

慢性支气管炎，就是我们老百姓常常说的"老慢支"，提起"老慢支"，大家可能马上会想到"咳、痰、喘"。是的，慢性支气管炎是一种常见病，主要表现为反复咳嗽、咳痰、喘息，由于发病人群多为中老年人，因此人们俗称其为"老慢支"。如果家里有老人，一到冬季、受凉了就出现反复的咳嗽、气喘，天气暖和、春夏季节咳嗽又慢慢缓解了，一定要注意是不是已经有"老慢支"了。慢性支气管炎如果早期不重视，到了后期支气管炎症反复加重，咳嗽、咳痰、气喘可以一年四季存在。常常并发阻塞性肺气肿，严重者可以发生肺动脉高压，甚至慢性肺源性心脏病。

慢性阻塞性肺疾病

慢性阻塞性肺疾病（简称 COPD），我们耳熟能详的"老慢支"和"肺气肿"就是属于这个疾病的两个阶段；从暴露于有害颗粒物或气体造成的气道和肺泡异常所引起慢性的呼吸道感染症状，到后来出现气流不可逆症状，慢阻肺让我们的肺功能一步一步沦陷。慢性阻塞性肺疾病目前是世界死亡原因中第四大死因，预计到 2020 年将成为第三大死因。

慢性阻塞性肺疾病的发病初期可以没有任何症状，许多患者常常等到喘不过气了才去医院，这时病情可能已经进展到中度以上了。那么我们怎样尽早判断自己是否患有慢性阻塞性肺疾病呢？我们可以通过以下的自测题，来帮助我们早期发现疾病：

你经常每天咳嗽数次吗

你经常有痰吗

你是否比同龄人更容易感觉气短

你的年纪是否超过 40 岁

你现在是否吸烟，或者你曾经吸烟

如果你有 3 个以上问题回答"是"，那么就应该去咨询专科医生啦。通过 X 线、肺功能等检查了解是否患有慢性阻塞性肺疾病，做到早诊断、早治疗。

支气管哮喘

支气管哮喘（简称哮喘），对大多数人来说并不陌生。"为什么我会得哮喘"？这是很多病友感到疑惑的问题。支气管哮喘是由多种细胞（如嗜酸性粒胞、肥大细胞、T 淋巴细胞、中性粒细胞、气道上皮细胞等）和细胞组分参与的气道慢性炎症性疾病。这种慢性炎症会引起气道高反应性的增加 , 也就是说哮喘患者的气道会变得特别敏感，一点点小小的刺激都可以引发整个呼吸系统的强烈反应，引起哮喘的发作。哮喘和慢性阻塞性肺疾病不同的是，多数哮喘患者的喘息可以自行缓解，但也容易在不注意的时候突然发作，比如接触了环境中的尘螨、宠物（猫、狗、鸟等）的分泌物（皮毛、唾液、尿液、粪便等）、蟑螂、花粉、草粉、真菌、油漆、面粉、木材、茶、咖啡豆、蘑菇、化学试剂等，有的患者也可能是因为吃了鱼、虾、鳖、蛋、牛奶、药物（β－受体阻滞剂、阿司匹林或其他非甾体类抗炎药）等引发哮喘。

支气管扩张症

支气管扩张症是由于支气管及其周围肺组织慢性化脓性炎症和纤维化，使支气管壁的肌肉和弹性组织破坏，导致支气管变形及持久扩张。支气管扩张症患者典型的症状有慢性咳嗽、咳大量脓痰和反复咯血。支气管扩张症是我们呼吸系统疾病中最常见的慢性化脓性疾病，患者常常因为有大量的脓痰和反复出现的咯血而影响生活质量。部分患者可以通过外科手术治愈。

肺炎

　　肺炎是指终末气道，肺泡和肺间质的炎症，可由微生物、理化因素、免疫损伤、过敏及药物所致。我们日常所说的肺炎通常是指细菌性感染引起的肺炎。细菌性肺炎常见症状有咳嗽、咳痰，并可出现脓性痰、血痰、胸痛。在抗生素应用以前，细菌性肺炎对儿童及老年人健康的威胁非常大，抗生素的出现及发展曾一度使肺炎病死率明显下降。但近年来，由于各种耐药菌的出现，肺炎总的病死率不再降低，甚至有所上升。据统计，

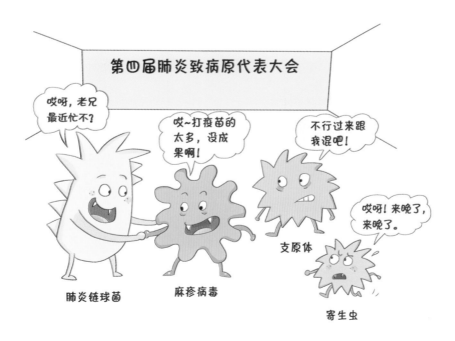

目前肺炎是全球 5 岁以下儿童死亡的头号杀手。每年约有 200 万儿童死于该病，其死亡率远高于艾滋病、麻疹和疟疾，其中以发展中国家尤为严峻。那么，如何预防肺炎也成为大家关注的一个焦点。

注意保暖，伴随气温变化加减衣服

正确饮食，注意儿童饮食营养搭配，合理膳食，多饮水；0~6 个月新生儿应尽量进行纯母乳喂养，可有助于提高儿童免疫力，有效降低低龄婴儿感染肺炎率 15%~23%

保持室内空气新鲜，冬季空气干燥，注意进行室内空气湿化，定期对湿化器进行清洗消毒，避免去人多拥挤的场所，家中有人患感冒或其他呼吸道疾病时，应及时隔离

合理接种麻疹、白喉、B 型流感嗜血杆菌和肺炎球菌疫苗可以有效预防肺炎

肺结核

肺结核俗称"肺痨"，是由结核分枝杆菌引起的慢性肺部感染性疾病，其中痰中排菌者称为传染性肺结核病。常见的症状主要为低热（午后低热常见）、盗汗、乏力、消瘦、咳嗽、

咳痰、咯血、胸痛、不同程度的胸闷等。少数患者可以没有任何症状，在体检中无意发现。肺结核主要通过患者咳嗽、打喷嚏或大声说话时喷出的飞沫传播给他人。患肺结核后如果不能及时、彻底治疗，会对自己的健康造成严重威胁，而且还可能传染其他人。我国是结核病高发国家，一旦发现一定要到专科医院正规治疗。

预防肺结核重在保护和增强人体抵抗力，应该做到生活有规律，饮食有节，营养均衡，保持乐观情绪，经常参加体育运动，锻炼身体。住校学生要合理安排学习和生活，劳逸结合，防止过度疲劳、熬夜，尽量少去网吧、KTV 等通风不良的公共场所。

肺癌

肺癌是严重危害人类健康的疾病，WHO 公布的资料显示，肺癌无论是发病率还是病死率均居全球癌症首位。原发性支气管肺癌简称肺癌，肿瘤细胞起源于支气管黏膜或腺体，是最常见的肺部原发性恶性肿瘤。肺癌常见的症状有咳嗽、咯血、胸痛、呼吸困难等，从症状上似乎和肺炎、肺结核、支气管炎没有过多区别，但结果却完全不同。很多肺癌患者早期没有任何症状，大约 2/3 的肺癌患者在发现时已是晚期（Ⅲ期或Ⅳ期）。

尽管在治疗肺癌方面目前已经取得了很大的进步，如手术、放疗、化疗的综合治疗，以及新的抗癌药物的问世，但肺癌的预后仍然很差，接受治疗的肺癌患者 5 年生存率大约只有 14%，因此早发现、早诊断、早治疗非常重要。

在美国进行的一项低剂量 CT 筛查肺癌的试验，结果显示对肺癌高危人群进行低剂量 CT（LDCT）筛查，能使肺癌患者的死亡率相对于普通 X 线检查降低约 20%。正因为如此显著的效果，美国国家综合癌症网（NCCN）在最新的指南中推荐对年龄超过 50 岁、吸烟史超过 30 包年（包年是指每天吸烟的包数乘以吸烟的年数）、现吸烟或戒烟时间尚不足 15 年的高危人群进行 LDCT 肺癌筛查。此外对于长期暴露于二手烟环境超过 20 年，或者长期工作在密闭的或粉尘颗粒较多的环境中的人群，也推荐每年定期进行 1 次筛查。

肺部各种常见病的诊断方法

肺部疾病有很多，每一种疾病的治疗方法都不同，因此在治疗之前我们对疾病要有充分的认识，这就是我们诊断疾病的过程。

很多朋友都有类似的疑惑：看病时，明明已经告诉医生我只是咳嗽、胸闷了，医生为什么还要问我：咳的痰是什么颜色啊？有没有咯血啊？有没有发热、有没有胸痛？接触了什么东西吗？甚至连吃过什么东西什么降压药都要问。大家这时千万不要不耐烦，这是医生在询问病史、寻找线索呢。询问完病情，医生接着会给患者进行身体检查，得出初步诊断。下一步医生会根据初步的诊断选择一些相关的实验室和辅助检查，也就是我们看到的各种各样的化验单来证实之前的诊断。下面我们就来看看诊断肺部疾病常有的检查项目有哪些吧。

血液检查、血常规

了解是否存在感染，特别是细菌性感染；血清学的一些抗体检测，对诊断病毒、支原体、结核菌、军团菌有帮助；癌胚抗原，对肺癌诊断有帮助等。

痰液检查

通过痰液可以找肿瘤细胞、找结核菌；痰液培养可以判断是哪一种细菌或真菌感染。

影像学检查

胸片、胸部 CT 可以了解肺部存在的病变，比如支气管炎、肺炎、肺癌、肺结核、气胸等；胸部 MRI 主要用于肺部血管病变的诊断；胸部超声检查则用于胸腔积液的诊断和穿刺定位。

呼吸功能检查

也就是我们常常说的肺功能，用于了解肺功能受损的程度和特点，有助于哮喘、慢性阻塞性肺疾病、间质性肺疾病的诊断。

支气管镜

　　支气管镜检查近十几年发展特别快，通过支气管镜常规检查，经支气管镜灌洗、刷检、活检、针吸活检，支气管镜电磁导航技术等用于诊断肺部各种疾病。

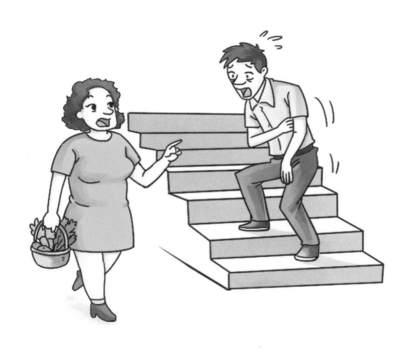

肺部常见病的治疗方法

通过询问病史、体格检查、辅助检查，医生得出了疾病的诊断，接下来就是治疗了，那么肺部疾病常见的治疗方法有哪些呢？

抗感染药物治疗

人体就像一个运作周密的国家，一个国家难免会遭遇"外敌入侵"，称为"感染"，而我们的肺是和外界相通的，因此肺部成为最容易被感染的器官。在抗感染治疗前，我们应该尽量明确"入侵的外敌"是什么，是细菌？病毒？还是真菌或寄生虫？这样才能对症下药，尽快消灭"敌人"，同时避免滥用抗菌药物导致超级耐药菌的产生。

支气管扩张剂的吸入治疗

这是我们常见的慢性阻塞性肺疾病、哮喘中最核心的治疗。支气管扩张剂除了大家熟悉的口服、静脉点滴，其应用最广泛的还是吸入治疗，可以通过吸入装置或者雾化机吸入，根据病情不同，可以每天定时吸入或紧急情况下临时吸入，有时吸入治疗可以起到立竿见影的效果，关键时刻甚至能够挽救生命，所以特别提醒慢性阻塞性肺疾病、哮喘的患者，一定要认真掌握好吸入治疗方法。

氧气疗法

有很多病友担心，我经常吸氧，会不会对吸氧产生依赖性呢？氧气存在于大自然中，是人类生存所必需的一种元素。当我们在使用家用氧气机吸氧的时候，只是提高我们吸入氧气的浓度，从而动脉的含氧量增高，改善身体各个器官的缺氧状态，使脑、心、肾等重要脏器功能得以维持；也可以减轻缺氧时心率、呼吸加快所增加的心、肺工作负担，是肺部疾病治疗中常用的治疗方法。所以，吸氧是不会产生依赖性的。但是要注意的是，氧气可不是越多越好，对于慢性阻塞性肺疾病、慢性肺心病、Ⅱ型呼吸衰竭的这部分患者，一定记得是低流量吸氧，否则是有可能会加重病情的。

呼吸机治疗

呼吸机是一种能代替、控制或改变人的正常生理呼吸，增加肺的通气量，改善呼吸功能，减轻呼吸功消耗，节约心脏储备能力的装置。起初主要在慢性阻塞性肺疾病、呼吸衰竭以及一些危重的患者中应用，随着人们逐渐认识到打鼾的危害，呼吸机作为治疗睡眠呼吸暂停综合征的一种手段也慢慢进入了千家万户。

支气管镜介入治疗

近年来支气管镜技术在全世界迅速普及，从最早的支气管内异物摘除，发展到现在的多种检查和治疗方法，成为肺部疾病治疗中不可缺少的有效手段。随着科技的快速发展，越来越多的新技术被应用于临床，如经支气管镜激光治疗、经支气管镜微波、氩等离子体凝固、高频电凝、冷冻、气道腔内后装放疗、气道支架植入、支气管热成形术等，解决了很多我们原来内科和外科手段都不能解决的问题。

胸腔镜治疗

包括内科和外科胸腔镜。通过使用现代摄像技术和高科技手术器械装备，在胸壁套管或微小切口下完成胸内复杂手术的微创胸外科新技术。通过 2~3 个"钥匙孔"，在电视影像监视辅助下完成过去由传统开胸进行的手术。对一些年老体弱、肺功能较差、不适宜做开胸大手术的患者，提供了另一种手术选择。

全肺大容量灌洗治疗

主要用来治疗尘肺、肺泡蛋白沉着症等疾病。简单地说，就是当我们的肺泡吸进了一些不该有的东西，我们可以采用全肺大容量灌洗技术把肺清洗清洗，虽然不像洗瓶瓶罐罐那么简单，但最终目的是一样的。

外科手术治疗

在气胸、肺癌、肺脓肿、支气管扩张等肺部疾病中，内科治疗难以解决问题，这就需要我们的外科医生帮忙，通过外科手术治疗，该修补的修补、该切除的切除，最终达到治疗目的。

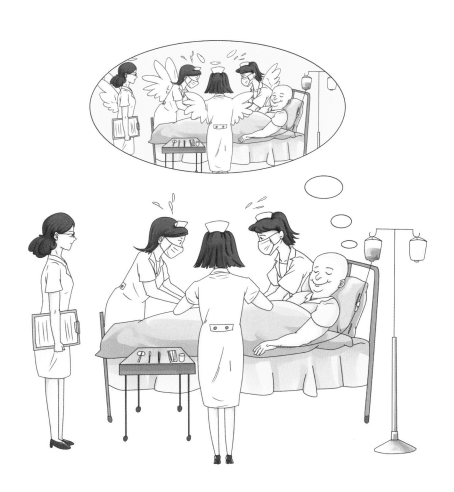

你知道什么是"微创诊疗"吗

　　1987 年法国医生 Mouret（泌尿外科）偶然利用膀胱镜完成一例微创胆囊切除术，标志着微创医学的诞生。微创手术与传统手术相比，无疑是革命性的进步，它被喻为 21 世纪外科发展方向之一，是电子显示系统与高科技手术器械以及传统外科手术相结合的前沿技术。随着科学技术的发展进步，"微创"这一概念已深入到外科手术的各种领域，如胸外科、脑外科、泌尿外科、骨科，手术方式多种多样，手术器械都很多，监控系统也不仅限于内窥镜，比如，胸腔镜、腹腔镜、骨关节镜、介入治疗。

　　胸腔镜的发展相对于其他微创技术要落后一些，相对要缓慢一点，自 20 世纪 90 年代，有人报道了利用胸腔镜进行胸部手术以来，我国大多数医院仅进行胸腔镜辅助手术，这还不能说是真正意义上的微创。全胸腔镜手术的前提条件是不能进行肋骨的撑开，随着手术技术的成熟及各种手术器械的开发，近十年来胸腔镜手术取得了蓬勃的发展。手术切口由原来的4孔到2孔，甚至单孔，有些医院还进行了剑突下及肋弓下切口的手术。手术难度由开始的肺部分切除到肺叶切除，再到袖式切除、支气管重建、血管重建，到隆突重建等。手术器械针对各种不同的组织有各种类型的钉窗，如白、蓝、绿、紫等。有些医院还有手术机器人的出现，使远程手术变为可能。以后有可能外地专家在本单位通过机器人就可以为异地的患者做手术。

胸外科的急症相对普外科要少，胸外科的急症主要是咯血、气管肿瘤、纵隔气肿。以前我们碰到大咯血、咯血不止的情况都是首先手术治疗，但手术治疗有很多不确定的因素，不知道出血部位盲目的手术，可能给患者带来很大的痛苦。我们一般通过手术前对患者的胸部CT上的病变部位来确定手术部位，但有少部分患者，病变部位可能不是出血部位，手术后气管插管内还持续有鲜血，有可能需进行全肺切除等创伤性很大的手术。近年来肺动脉栓塞介入微创治疗咯血的作用日益明显，通过局麻下股动脉穿刺，造影明确出血部位后通过栓塞支气管动脉的办法可以让绝大部分咯血患者停止咯血，给患者带来更多的选择。

近年来，我国肺癌患者的患病率及病死率逐年升高，目前已排名第一位。而大多数肺癌患者因有症状再去就诊，往往已经是晚期肿瘤，肺癌按部位分为中央型肺癌和周围型肺癌。我国中央型肺癌患者占的比例很高，主要累计气管、主支气管等部位，严重影响患者的呼吸情况甚至生命安全。硬质支气管镜结合软镜（电子支气管镜）气道病变介入治疗，通过微创的方式，解决患者气管梗阻问题，为患者的下一步治疗赢得时间。

还有一些其他的微创诊疗，如腹腔镜、宫腔镜、关节镜等，随着科技的发展和人民生活水平的不断提高，人们对微创技术、微创诊疗的要求会越来越高。我们医务人员要发散思维，开拓思路，提高自己的业务水平，为广大患者服务。

肺部疾病的微创诊疗方法

　　肺部疾病微创诊疗方法有哪些呢？根据诊疗路径，可分为气管镜介入微创、胸腔镜介入微创、经皮介入微创、经血管介入微创等方法。

　　气管镜可通过自然腔道气管对支气管肺疾病进行诊断，比如不明原因的咯血，不明原因的慢性咳嗽，不明原因的局限性哮鸣音，不明原因的声音嘶哑。气管镜对于诊断支气管结核、气道良性和恶性肿瘤、异物吸入等具有重要价值，对于支气管扩张等慢性炎性疾病的诊断价值不容忽视。X线胸片和（或）CT检查提示肺部弥漫性病变，经支气管肺活检可以确诊。肺门和

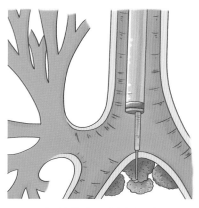

气管镜介入微创手术

（或）纵隔淋巴结肿大可通过支气管针吸活检获得诊断结果。胸部外伤、怀疑有气管支气管裂伤或断裂，气管镜检查常可明确诊断。肺或支气管感染性疾病的病因学诊断，如通过气管镜吸引、保护性刷检或支气管肺泡灌洗获取标本进行培养等。随着支气管导航技术的发展，肺部小结节的诊断将更加快捷和精准。

气管镜对支气管肺疾病也可进行治疗，比如取出支气管异物，清除气道内异常分泌物包括痰液、脓栓、血块等，经气管镜对肺癌患者做局部放疗或局部注射化疗药物，引导气管插管，对插管困难者可通过支气管镜引导进行气管插管。经气管镜对气道良性病变或恶性肿瘤进行电凝切、激光、微波、冷冻、球囊扩张术、支架置入术、支气管封堵术等治疗。

胸腔镜介入微创手术

大家都知道，肺位于胸腔，所谓胸腔镜就是进入胸腔进行诊疗的内镜，随着光学技术、内镜视频技术发展，现代胸腔镜的临床应用越来越广泛。临床上习惯把胸腔镜分为内科胸腔镜和外科胸腔镜。内科胸腔镜以诊断胸膜疾病为主要应用，外科胸腔镜以手术治疗肺部及胸膜腔疾病为主要应用。

经内科胸腔镜诊断的疾病包括不明原因的胸腔积液、弥漫性恶性间皮瘤诊断和分期、肺癌分期和胸部外伤的探查等，解决了临床上很多疑难胸膜腔疾病的诊断问题。

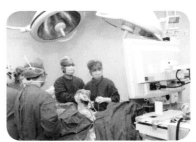

经外科胸腔镜手术治疗的肺及胸膜腔疾病包括自发性气胸、脓胸、胸壁及膈肌疾病、多汗症、乳糜胸、肺活检术、肺切除术等，经外科胸腔镜早期肺癌的诊断和手术已经是临床的通行手段，具有创伤小、术时短、康复快的优点，广受患者好评。

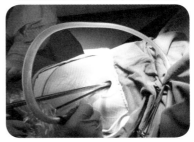

经皮肺介入微创手术

应用经皮穿刺技术诊断肺部疾病在临床应用已有百年历史，有透视引导、B超引导和CT引导三种方式，最近还有机器人引导穿刺的报道。无论哪种方式，诊断阳性率都很高，基本可以

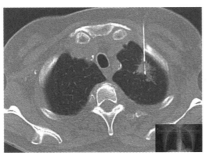
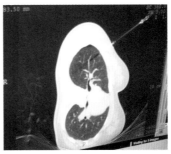

满足临床需要，而且性价比高，最适合在基层医院推广应用。

应用经皮穿刺技术治疗肺部疾病应用广泛，治疗的良性疾病主要是肺部感染性疾病如慢性空洞型肺结核和肺脓肿等。治疗晚期肺癌方法有微波消融、射频消融、注入缓释化疗药或放射性粒子等，相当一部分患者获得了很好疗效。目前正在努力探索利用经皮射频或微波消融技术治疗早期肺癌。

经血管介入微创手术

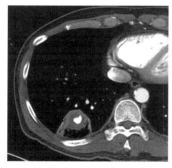

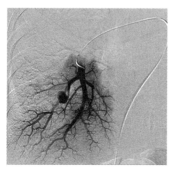

经血管介入微创是在医学影像（DSA）导引下，采用支气管及肺动脉栓塞、支气管动脉灌注等技术对肺部出血病灶或肿瘤病灶进行精准靶向治疗的一种方法。简单地说，就是将不同的药物（止血药物或化疗药物）或者栓塞剂（明胶海绵颗粒、PVA 颗粒）经血管注入病灶中，从而达到止血目的或使肿瘤失去供给养分的来源，达到"饿死、毒死"肿瘤的目的。经血管介入诊疗技术具有创伤小、副作用小、靶向力强、康复快的特点，临床广泛被应用于大咯血、肺癌等疾病的介入治疗。

PART 2

胸腔镜微创手术

胸腔镜微创手术你知道多少

  微创手术，顾名思义就是微小创伤的手术，是指利用腹腔镜、胸腔镜等现代医疗器械及相关设备进行的手术。微创手术具有创伤小、疼痛轻、恢复快的优越性。近年来，随着时代的发展和进步，生活水平的提高，老百姓就医时也越来越追求微创手术。

  随着科学技术的发展进步，"胸科微创"这一概念已深入到胸外科手术的各种领域，应用也不仅限于胸腔镜，领域也发展到采用介入的方式，如支气管介入、支气管动脉栓塞术等。本文主要介绍胸腔镜微创手术（Video-assisted thoracoscopic surgery，VATS）在普胸外科领域的发展和应用。

  胸腔镜微创手术使用现代摄像技术和高科技手术器械装备，在胸壁套管或微小切口下完成胸内复杂手术的微创胸外科

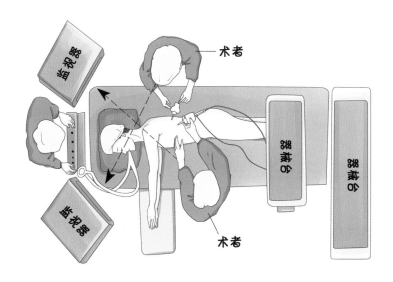

新技术。电视胸腔镜手术设备主要包括两大方面，一是以胸腔镜电视成像系统为主的手术仪器，二是内镜下切割缝合器械为主的手术器械。胸腔镜微创手术的机理，就是将胸腔镜的摄像头置入胸腔，摄像头将胸腔内的情况显示在电视屏幕上，医生通过观看电视屏幕操作手术器械来切除病变组织。

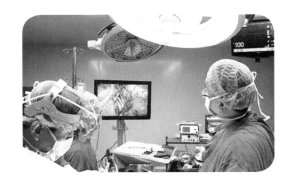

常规的开胸手术，以肺切除术为例，我们通过电刀、镊子、剪刀、分离钳等传统器械解剖游离病变肺，将需要切除的肺叶的肺动脉、肺静脉、支气管分别切断并用针线缝合残端，最终可以移除病肺。而胸腔镜手术是"打孔"的非直视微创手术，由于医生的双手无法直接伸入胸腔操作，必须要用专用的器械帮助完成解剖、分离以及缝扎这些动作。

　　故外科医生完成胸腔手术，必须把三样东西放进胸腔：左手、右手和双眼，而要把这三样东西放进去就要有合适的切口才行。

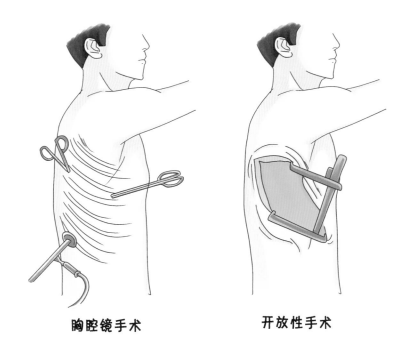

胸腔镜手术　　　　　　　　　开放性手术

传统手术切口

传统开胸手术受条件限制，需要在术者的眼睛直视下看见靶区病变并且术者的手能在胸腔内操作才能完成手术。所以标准的胸部切口一方面要"长"才行，往往长 20~30cm，须切断胸壁各层肌肉；另一方面还要"拉宽"切口，用器械撑开肋间 10~20cm，否则切口再长，也只是肋骨间露了个缝隙，无法显露术野。

但即便是"长"且"宽"的切口，开放手术时医生的头部要与手术野保持一定距离，在观察胸腔深部结构时仍存在一定盲区。并且老

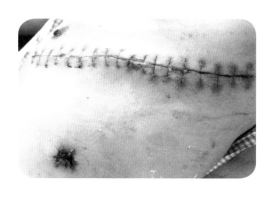

百姓往往只注意切口的长度，而实际上术中切口被拉宽引起肋骨、肋神经损伤，肋间肌撕裂才是术后切口疼痛的主要因素。而胸腔镜切口由于没有撑开肋骨，术后也只有轻微疼痛。传统手术的进胸方式可引起较大的手术创伤、严重的术后疼痛，影响患者康复，增加一些围手术期并发症，并且术后疼痛一

直难以解决。

胸腔镜（微创）手术切口

VATS（胸腔镜）同样是将上述三件东西放进胸腔。胸腔镜电视成像系统置入胸腔作为"眼睛"代替术者直视观察胸腔内部解剖结构，并且用特殊的内镜手术器械替代者的"左、右手"完成胸内复杂手术。

胸腔镜的作用就相当于将医生的眼睛伸到了患者的胸腔内，相对于传统大切口的开放手术，做到了无盲区，且由于胸腔镜的放大作用及高清晰成像，使得手术操作更加精细。因此，VAIS 同样可以完成复杂手术而不用撑开肋骨，从而大大地减少了手术创伤，切口美观，疼痛轻微，促进患者的快速康复。

胸腔镜微创手术切口选取是怎么完成的？胸腔镜手术首先需要在胸壁上"打孔"，孔的数量和位置一般需要根据术式和操作的难易程度而定，一般胸腔镜手术需要 1~3 个胸壁切口，以"三孔"为例分别称为观察孔、操作孔、牵引孔等。观察孔、牵引孔切口一般长度为 1~1.5cm，操作孔一般长 3~5cm，根据手术操作的靶器官部位来选择切口的位置。于操作孔、牵引孔置入特制的内镜器械就能满足手术需求。目前随着医疗水平的进步，越来越多的医生采用"两孔"，甚至"单孔"完成手术，切口位置也由胸壁扩展到剑突下了。

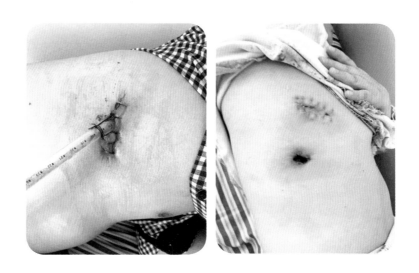

胸腔镜手术改变了胸外科疾病的治疗和诊断理念，被誉为20世纪胸外科界的重大突破之一，是胸部微创外科的代表性手术，也是未来胸外科发展的方向。

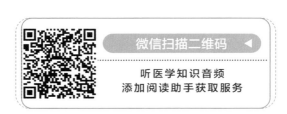

微信扫描二维码 ◀

听医学知识音频
添加阅读助手获取服务

胸腔镜手术优势

手术创伤小	传统开胸手术的创伤很大，切口在 20~30cm，胸壁损伤严重，切断了胸壁各层肌肉，而且还要强行撑开肋间 10~20cm，术后疼痛一直难以解决。胸腔镜手术一般在胸壁上开 2~3 个微小切口即可完成与传统手术相当的胸外科手术，有时亦可在单孔下完成手术，除了离断肋间肌外，几乎不影响背阔肌、前锯肌及胸大肌等肌群，不切断肋骨，也不用撑开肋骨，大大减少了手术创伤，胸腔镜手术后患者通常于术后 1~2 天即可下床活动
术后疼痛轻	术后疼痛主要有以下几个方面引起：一是切口本身的影响；二是胸壁组织及肋间神经的挫裂伤；三是手术后仍然需要留置胸引导管，这也是造成术后胸痛的重要原因。普通开胸手术因刀口长，胸壁创伤大，术中强行撑开肋骨，术后疼痛明显，胸痛可持续数月至数年，大部分患者术后活动受限。胸腔镜手术因无须撑开肋间，术后患者疼痛明显减轻，术后 3 周的疼痛发生率显著低于开胸手术，疼痛减轻也使患者恢复更快，尤其是那些虚弱的患者和高风险的患者。手术后可更早下床活动，术后 2~4 周可恢复正常工作
对肺功能影响小	胸腔镜手术由于不切断胸壁肌肉，不撑开肋骨，与常规开胸手术相比很大程度上保留了胸廓的完整性和患者的呼吸功能，因此，患者术后肺功能情况和活动能力均优于常规开胸手术患者

对免疫功能影响小	肌体免疫力至关重要，特别是癌症患者，免疫力可抗击癌细胞，免疫力还是术后肌体恢复的重要因素。手术创伤往往会导致严重的急性应激反应，损害机体的免疫力，手术越大对免疫功能的影响就越大。普通开胸手术的巨大创伤严重削弱了肌体免疫力，胸腔镜和传统开胸相比明显减少手术创伤，术后的急性反应水平更低，对免疫功能的影响大大减少
术后并发症少	传统的开胸手术创伤面积大，出血多，术后疼痛较明显，有可能发生潜在的并发症。VATS 术后疼痛轻且持续时间短，更有利于患者术后有效咳嗽排痰，大大减少了术后呼吸道并发症的发生，缩短住院时间，使患者更快地恢复并回归正常的工作和生活
切口更美观	传统开胸手术切口愈合瘢痕明显，手术方式还会破坏人体胸廓的稳定性，对患者造成一定程度的心理负担。而胸腔镜手术将这一缺陷都解决了，其最大的优点就是创伤小，患者恢复快

胸腔镜微创手术治疗肺部疾病有哪些常见方式

胸腔镜手术范围已扩展到胸部各个领域，包括肺、食管、纵隔、心脏、膈肌等。肺部疾病最常见，所以我们对胸腔镜肺微创手术方式做个简要介绍。

胸腔镜肺微创手术根据肺病变大小、部位、形态以及进展快慢等的不同而有不同的手术方式。最常见也是最主要的，包括肺楔形切除术、肺段切除术以及肺叶切除术。

肺楔形切除术主要适用肺外周的孤立性小的良性结节。

肺段切除术主要适用肿块较大、位置较深或者局限于肺段的良性病变，如常见的结核瘤，支气管扩张等疾病。妥协性肺段切除术适用于患肺恶性肿瘤，但年龄大于75岁，心肺功能不能耐受肺叶切除术的患者。

肺叶切除术是肺恶性肿瘤的标准切除方式，还适用于病变范围较大的良性病变，如支气管扩张、肺脓肿、肺囊肿、肺结核等常见病。

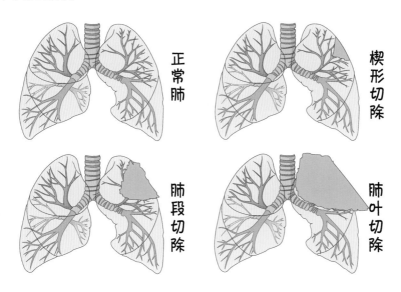

正常肺　　楔形切除　　肺段切除　　肺叶切除

另外若肿瘤或者病变影响到主支气管则可能需全肺切除，影响到叶支气管开口则可能需肺叶袖式切除术，同时在需要的情况下清扫纵隔及肺门淋巴结。

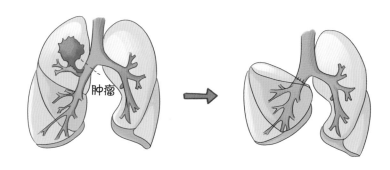

患者关心的常见问题

 胸腔镜微创治疗肺癌是否能彻底？

胸腔镜肺叶切除手术可以完全像传统开胸手术一样，完整清扫胸腔各组淋巴结，而且显示其五年生存率明显好于传统开胸手术。国际抗癌联盟近年提出观点：如无相关解剖及外科的反指征，强烈推荐胸腔镜手术。通常患者术后一两天就能下床行走，5 天左右即能出院

胸腔镜微创手术花费高吗?

目前胸腔镜肺叶切除一般要用多个专用的一次性切割缝合器械，因此，手术器械费用要高于传统开胸手术。但患者住院时间明显缩短，药物及住院其他花费显著降低，故总体花费与开胸手术差不多。

胸腔镜能诊断的疾病

胸膜疾病的诊断

胸腔职液　术前穿刺抽液不能确诊的患者，胸腔镜手术可以直接观察胸膜病变的性质和范围，了解胸腔积液的来源，并且可以切除部分或全部胸膜病变送病理检查。显著提高诊断准确率。

胸膜占位性病变　胸腔镜手术可以获取足够的组织标本，获得诊断。同时，可以根据胸膜占位性病变的性质范围选择最佳的治疗方法。

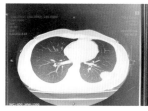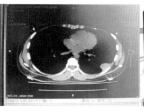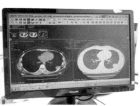

肺脏疾病的诊断

弥漫性肺病变 弥漫性肺病（diffuse lung disease，DLD），是指累及全部或几乎全部肺部，并在胸片或 CT 上形成各种表现的破坏性或限制性肺部疾病。常见阵发性干咳、无痰或少量白黏痰、进行性加重的活动后气促，最后发展到静息时也会气促，部分可有咯血。主要体征为呼吸急促、唇甲发绀，可有三凹征（胸骨上窝、锁骨上窝、肋间隙出现明显凹陷），杵状指常见。胸腔镜手术是弥漫性实质性肺疾病最为安全可靠的诊断金标准。胸腔镜手术它视野广，可以根据诊断要求在不同部位取多块肺组织活检，提高诊断阳性率。创伤轻、手术时间短，增加了手术安全性使术后并发症发生率明显下降，大大降低了患者术后死亡率。

肺内转移性肿瘤 常见于绒毛膜上皮癌、乳癌、结肠癌及骨肉瘤的患者，一般为多发性。胸腔镜手术可以做出明确诊断。

肺周边结节 日常体检人群中每 500 人至少可发现一例肺小结节（直径 ≤ 3cm），90% 的患者都是意外发现。一般情况下肺结节越大，恶性概率越高，大于 8mm 的结节恶性的可能性偏高。VATS 常应用位于肺周边部或肺裂脏层胸膜下，采用其他检查仍不能明确诊断的无钙化的肺部结节，尤其大于8mm结节。术前对结节准确定位后，通常行肺楔形切除术，根据快速病检结果决定下一步治疗方案：如为良性结节，那么VATS就作为一种治疗性手术方法；如为恶性病变，术中即可行根治性胸腔镜手术。

纵隔淋巴结活检

胸腔镜手术是纵隔淋巴结活检的极好途径，能准确预测肺癌、食管癌、纵隔恶性肿瘤等胸部肿瘤的分期和手术切除的可能性。有时可避免非根治性开胸探查。

纵隔肿瘤的诊断

胸腔镜手术可以较容易地切取肿瘤组织，获得诊断。尤其是怀疑纵隔淋巴瘤的患者可多点取足够组织以明确诊断。病理类型对于决定进行放疗和（或）化疗是至关重要的，而肿瘤穿刺活检很难达到这一目的。

心包疾病的诊断

胸腔镜可以极好地显露大部分心包，切取心包组织收集心包积液送检，获得明确诊断。有时顺便心包开窗还有引流的治疗作用。

胸部外伤的诊断

严重胸外伤常导致血气胸，胸腔镜手术可以及时探明病变部位和严重程度及原因。

胸腔镜能治疗的疾病

胸膜疾病

恶性胸水　　恶性胸水是晚期肿瘤胸膜转移的临床表现。传统治疗为反复的胸腔穿刺或行闭式引流，但复发率高达80%以上。目前在VATS下行胸膜固定术被用于治疗恶性胸水。胸腔镜手术可以将胸水抽吸干净，并充分分离粘连，使肺复张。然后喷入粘连剂，进行胸膜内固定，控制胸水的产生，改善晚期肿瘤患者的生存质量。

急性脓胸　　对急性脓胸，应早期安置胸腔闭式引流管充分引流，VATS主要用于治疗经充分引流疗效欠佳的急性脓胸（病程小于3周），它可在直视下分离粘连，打破纤维分隔，彻底清除积液脓苔及坏死组织，促进肺复张，并于最佳部位置管引流。如果术中发现粘连严重、纤维板剥脱困难，应及时中转开胸手术。对慢性脓胸（病程大于 6 周）一般行传统剖胸手术。

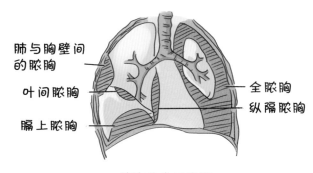

脓胸分类示意图

胸膜肿瘤　包括转移性胸膜肿瘤、胸膜间皮瘤等。如病变较为局限，可以经胸腔镜完整切除而达到治疗目的。

乳糜胸　由于各种原因流经胸导管回流的淋巴乳糜液外漏并积存于胸膜腔内称为乳糜胸。乳糜胸的发生率为 0.5%~2%，乳糜胸的发生与胸导管损伤或闭塞有关。常见的病因为肿瘤和外伤，其中继发于手术损伤者约占 0.5%，后者又在食管手术中最多见（2.9%）。乳糜胸如不及时治疗，死亡率高达 50%。通常对其首先采取保守治疗，部分患者可自愈，其余均需手术治疗。关于手术时机及方式还没有明确标准，有人主张保守治疗两周后，引流量仍大于 500mL/d 者必须手术。经原切口或右侧开胸于膈上结扎胸导管曾是主要术式之一。近年来，VATS 因视野广，其放大功能有助于胸导管的辨认而被优先用于乳糜胸的治疗。

肺部疾病

自发性气胸　人体在正常情况下，胸膜腔内没有气体存在，只存在极少量的液体。那么什么叫自发性气胸呢？简单的说，就是没有任何外力导致的肺像气球一样破了，此时肺部漏气或胸膜破裂，空气流

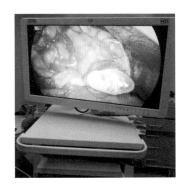

入并在胸膜腔蓄积就会形成气胸，因为胸壁是刚性结构，"气"只能压迫肺，胸膜腔内压力升高，压缩肺部，会导致肺功能出

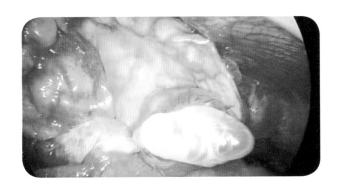

现障碍，多表现为突发胸痛、胸部压榨感，可表现为单侧或双侧，严重者出现呼吸困难，更甚者会影响心脏功能，危及生命。通过胸透、CT 等影像检查，可判断气胸程度、肺被压缩情况、有无纵隔气肿、胸腔积液等。自发性气胸治疗的关键在于及时处理，抽出其中的空气，封闭胸膜腔。

肺良性病变　指肺部常见的良性肿瘤或病灶，如腺瘤、错构瘤、炎性假瘤结核瘤、支气管扩张等。胸腔镜下肺楔形切除术或肺叶切除术手术是较好的选择。由于手术前病变常不能确诊，可以先行肺肿瘤切除，送快速冰冻病理检查。如为恶性肿瘤，即行标准的根治性手术。

肺转移性肿瘤　肺是恶性肿瘤的常见转移部位，根据患者原发肿瘤病史和症状，诊断并无困难，术前应常规行胸部 CT 检查，确定肿瘤的部位及数量。单发的肺转移瘤，可以经胸腔镜行肺楔形切除或肺叶切除术。多发性转移瘤一般非手术治疗。

原发性肺癌　在治疗早期非小细胞肺癌方面，胸腔镜手术组在术中出血量、术后置胸管时间、住院时间以及术后并发症、5 年生存率方面明显优于传统开胸手术。

慢支并肺气肿（COPD）　Cooper 等对经严格选择的

COPD 患者经胸骨正中切口行双侧肺减容术达到令人鼓舞的效果。近年来，VATS 被用于行肺减容术，也取得了一定的效果。

心包疾病

心包填塞　胸部外伤或手术后，因心包内出血，可以发生心包填塞。如患者血流动力学指标平稳，可考虑经胸腔镜行心包开窗减压及止血术。

心包积液　心包积液常见于恶性肿瘤侵犯心包、心包内感染、尿毒症特发性心包积液等。经内科治疗效果佳者可以考虑经胸腔镜行心包部分切除术治疗。

纵隔疾病

纵隔神经源性肿瘤　神经源性肿瘤多发生在后纵隔，此部位经胸腔镜显露及剥离均无困难，是胸腔镜较好的手术适应证。但术前应常规行胸部 CT 或 MRI 检查。若为哑铃型肿瘤则应在神经外科医生协助下行开胸手术。

胸腺瘤　胸腺瘤（thymoma）是最常见的前上纵隔原发性肿瘤，占所有成人纵隔肿瘤的 20%~40%。绝大多数胸腺瘤位于前纵隔，附着于心包，与纵隔内大血管关系密切。胸腺瘤生长缓慢，多为良性，包膜完整。胸腺瘤与自身免疫紊乱密切相关，常伴有重症肌无力（mysasthenia gravis，MG）、各类粒细胞减少症、红细胞发育不良、低丙种球蛋白血症、胶原血管病等副瘤综合征（paraneoplastic syndromes）。小于5cm的非浸润性胸腺瘤可以经胸腔镜手术切除。

纵隔其他良性病变　包括畸胎瘤、肠源性囊肿、支气管源性囊肿、心包囊肿、异位甲状腺等，小于5cm的均可以经胸腔镜切除。注意完整切除病变以减少术后复发。

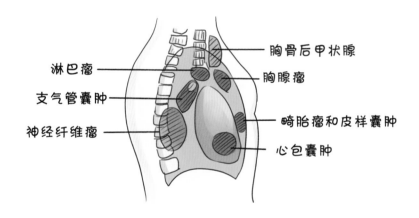

食管疾病

食管良性肿瘤　对食管良性肿瘤如平滑肌瘤及食管囊肿的早期病变VATS可行摘除术，并发症少，手术效果满意。

VATS 对直径在 2~5cm 的平滑肌瘤效果最佳。

贲门失弛缓症　临床表现为吞咽困难、胸骨后疼痛、食物反流以及因食物反流误吸入气管所致咳嗽、肺部感染等症状。贲门失弛缓症可经胸腔镜行食管下段肌层切开术，伴有反流者，还可同时行抗反流手术。

食管癌　食管癌三切口切除术，胸段食管可经胸腔镜游离。此方法适用于肿瘤与周围组织无粘连浸润，无淋巴结转移的早期食管癌。

胸部外伤

膈肌损伤　膈肌损伤在胸、腹外伤中总发生率约为 3%，它常缺乏典型的临床征象，且合并伤常掩盖了膈肌破裂的存在，误诊率高达 30% 以上。创伤性膈肌破裂一旦明确诊断，应立即手术。小的膈肌破裂可经 VATS 修补，大面积膈肌撕裂或伴有腹腔脏器损伤应同时剖腹手术。

凝固性血胸　VATS 可迅速、完全的排尽积血和纤维凝块，辨认并处理持续性出血点，探查并治疗其他胸内合并伤，并于直视下选取最佳部位置管引流。

血、气胸　胸外伤所致的进行性出血、持续性漏气及胸内异物是外科探查的指征，行 VATS 证明是安全有效的方法。

多汗症

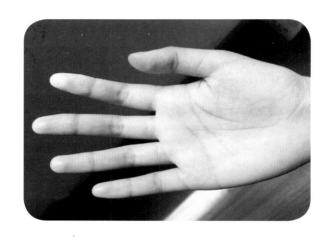

　　手掌或腋窝多汗症是由于上肢的汗腺过度分泌所致。对特发性多汗症保守治疗效果差，外科切除或切断上段交感神经链是最佳治疗方法。胸腔镜下行胸交感神经切断术（endoscopic thoracic sympathicotomy，ETS）是治疗手汗症唯一有效的微创方法。近年来，随着社会经济高速发展和年轻人对生活质量的高要求，要求手术的患者日益增多。ETS 手术效果良好，施行手术的单位也积累了较多经验。已明确诊断的中度（出汗时湿透一条手帕）、重度（出汗时手掌呈滴珠状）的手汗症病例是手术适应证，轻度病例则不必考虑手术。推荐 12~50 岁为 ETS 手术的最佳年龄。无论行何种式式，代偿性多汗症是术后最常见并发症，高达 50%~80%。机制尚不清楚，但多数患者症状轻微，有自限性。

随着电视胸腔镜和手术器械的不断更新，以及手术操作技术的不断完善，胸腔镜手术越来越广泛的临床应用将会取代更多的标准开胸手术。当然，胸腔镜尚不能完全替代开胸手术。一些胸内特殊的手术操作还不能经胸腔镜完成。如同任何新技术一样，在临床应用过程中，逐步积累经验，去粗取精，使这一新兴技术得到健康发展。

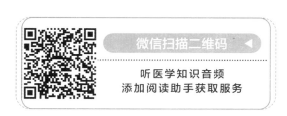

微信扫描二维码

听医学知识音频
添加阅读助手获取服务

胸腔镜微创手术与早期肺癌

　　肺癌的发病率和致死率高居全球首位，我们必须高度重视肺癌，越早发现肺癌，治疗效果越好。早期发现的肺癌往往可以用胸腔镜进行微创治疗。

　　我们先简单了解一下肿瘤是怎么回事。人体总有一些细胞受到损害而发生结构和功能的变化。正常情况下，受损的细胞会被机体监控、识别，然后启动一系列机制来清除这些受到损害的细胞。在另一种情况下，这些受到损害的细胞没有得到及时清除，而是聚集在一起，不受机体的控制，不停地生长下去，就会形成肿瘤。如果早期没有发现，不及时治疗，肿瘤会逐渐长大，而且会越长越快，完全不受机体控制，发生转移，那个时候治疗就很困难了。

　　肺癌也是一样，现在让我们认识一下肺癌的分型。首先简单说明一下肺部的基本结构：人体的肺有左右两叶，右肺三叶，左肺两叶，气管往下分为左右主支气管，到后面越分越细，最后是肺泡，形成一个树状结构，我们叫支气管树。肺癌按部位分左上叶、左下叶、右上叶、右中叶、右下叶；按和支气管关系分为中央型肺癌和周围型肺癌。中央型肺癌是指长在肺段以上支气管，往往鳞癌为主，目前体检发现的肺癌大多数是周围型肺癌，以腺癌为主。

事实上，有很多患者到医院来就诊时就已经有症状了，那么这时候发现的肺癌往往不是早期。早期肺癌很隐蔽的、无症状的，也就是说患者感觉不到任何不适，那么如何在早期发现肺癌。我们唯一能做的就是早期筛查。说到筛查，就有一个"高危人群"的概念，也就是说哪些人容易患肺癌，哪些人需要做筛查。

2011 年美国国家肺癌筛查试验（National Lung Screening Trial，NLST）的随机对照研究结果显示，与 X 线胸片相比，采用胸部低剂量 CT 对高危人群进行筛查可使肺癌的病死率下降 20%，鉴于上述研究结果，我国推荐肺癌高危人群应每年进行低剂量 CT 筛查，用以早期诊断肺癌。因我国吸烟及被动吸烟人群比例较高、大气污染及肺癌发病年轻化的现状，参考国内外，我国专家建议将我国肺癌高危人群定义为年龄 ≥ 40 岁且具有以下任一危险因素者：①吸烟 ≥ 20 包 / 年（或 400 支 / 年），或曾经吸烟 ≥ 20 包 / 年（或 400 支 / 年），戒烟时间 <15 年。②有环境或高危职业暴露史（如石棉、铍、铀、氡等接触者）。③合并慢阻肺、弥漫性肺纤维化或既往有肺结核病史者。④既往罹患恶性肿瘤或有肺癌家族史者。另有学者提出国内年龄超过 55 岁，没有吸烟史的人群都需要做筛查。这里有个年支的概念，每天吸烟的支数乘上吸烟的年数，举个例子，某位患者每天抽烟 15 支，抽了 30 年，那么就是 450 支 / 年。

由于胸部 X 线片的局限性，现在不主张筛查使用简单的拍摄胸片的办法，会漏掉很多早期病变，反而误导一些早期患者认为没有生病。低剂量螺旋 CT 能够明显降低患者的死亡率，国内外学者一致推荐低剂量螺旋 CT 作为筛查的最佳方法。另一方面，CT 筛查发现的病变也有很多不是肿瘤，这个时候就要找专业的医生进行评估，不遗漏坏的病变，也不误判一些良性病变，避免过度治疗，也避免对患者造成巨大的心理压力。

在进行 CT 检查之前，要去除身上所有金属物，以免造成对 CT 图像的干扰。到了 CT 室，你会躺在一个带有大的孔径的机器上，然后单独在这个房间，放射科人员会在隔壁房间，通过对讲机与你通话。在检查过程中，你要憋几秒钟的气，确保清晰高质量的 CT 图像。机器在成像时，你会听到一些机器运转的声音，不要紧张。在你做完检查后，放射科医生会交给你一个诊断报告，拿着这个报告和 CT 图像，找医生进一步就诊。

CT 检查可以发现肺部结节，这些结节是小的圆形的异常组织。结节的性质可以是肿瘤、炎症，或者疤痕组织。结节可以是恶性的，但体检发现的结节也有很多是良性组织，结节可以是单发的也可以是多发的。

肺部结节通常是豆子大小，以毫米为单位来衡量，结节的密度有磨玻璃样的，也有实性的，结节成分对判断结节恶性程度很重要,CT 会显示这些信息。结节通常分为纯磨玻璃样结节、混合性结节、实性结节。一般来讲，实性结节是最常见的肺结节，低剂量螺旋 CT 容易发现磨玻璃样结节，磨玻璃样结节即使是恶性的，也属于生长很缓慢的那一种，混合性结节是恶性肿瘤的可能性大。

第一次肺部 CT 发现结节后，接下来的处理很重要，通常对于 8mm 以上的混合结节和实性结节，在临床医生和影像学医生的会诊下会给一个指导性的意见，有些患者需要密切观察，在观察的过程中主要是观察结节增大的速度和实性成分增多的程度，如果发现结节有增大或者有新发结节，就需要行经皮肺穿刺明确诊断，对于高危人群和高度怀疑肿瘤的患者，可以选择胸腔镜直接手术。

当患者发现有肺结节时，而且高度怀疑是肿瘤时，他们会问医生能不能确诊。所有疾病的确诊需要病理组织，也就是要想各种办法取得一部分或者全部病灶组织，然后拿这些组织在显微镜下看，来确定是哪种疾病，是恶性疾病还是良性疾病，是恶性程度高还是低的肿瘤。对于肺部结节，确诊的办法分为三种：经皮肺穿刺、支气管镜检查、胸腔镜手术。

经皮肺穿刺是通过局麻或者在加点镇静药的方法下，用一根细针从皮肤通过胸腔，在 CT 的引导下，到达病灶组织，切割部分病灶组织行病理检查。这种方法虽然会出现一些不好的副作用，但大多数是安全的，需要 30~60 分钟，患者受到的创伤也很小。经皮肺穿刺还有两个主要的缺点：对于一些确诊了肿瘤能耐受手术的患者，患者还是要行下一步的手术治疗，穿刺过程增加了患者的痛苦和医疗费用；由于结节小，有时候穿刺会失败，或者取材少，存在假阴性的情况，也就是本来是肿瘤的患者没有得到正确的诊断，这个时候如果医生综合分析高度怀疑肿瘤，还是需要手术治疗。

经支气管镜检查是用一根细长的带光源的管子通过鼻腔或者口腔插入到气管、支气管及更细的分支。若如果结节位于比较中心支气管管腔内，这时候很容易发现，用活检钳咬取组织行病理检查，就可以明确诊断。如果结节位于管腔外，普通的支气管镜不容易到达病变部位，这时候我们有类似百度导航一样的导航系统，通过导航和一些特殊的器械到达病变部位获取病灶组织。支气管镜在医院很普及，但导航设备及相关器械很昂贵，通常在大型医院才有，而且很费时，优点是检查过程中出现不好的情况比经皮肺穿刺概率要低。

胸腔镜手术近二十年来在国内得到飞速的发展，已经成为肺结节的标准手术方法选择。

胸腔镜的手术方法分为三种：肺楔形切除、肺段切除、肺叶切除。如果是肿瘤的话还要清扫周围的淋巴结。对于一些外周性的肺结节，我们可以做楔形切除，也就是把整个肺结节切除，手术当中做一个快速病理检查，如果是良性的，手术就结束；如果是恶性的，就要进一步行肿瘤根治术。

胸腔镜手术是微创手术，切口小，仅需要 3cm 左右；术中出血少，有时候一个手术下来仅 10mL，相对于抽血体检的血量；手术时间也较以前大大缩短，一般在 1 小时左右，简单的手术在 30 分钟以内，相当于做经皮肺穿刺的时间。患者手术后恢复快，3 天左右就可以出院。胸腔镜手术微创的概念不仅仅在手术本身，麻醉方面也在做一些探索，有些患者不需要插管麻醉，对于患者来说，患者做完手术就可以步行回病房，达到快速康复的目的。胸腔镜手术后的患者大多数需要放置胸腔引流管，一般 2 天左右可以拔出；对于一些高度选择的患者，术后不放置胸腔引流管，患者术后恢复更快，受的痛苦更小。

　　总之，肺癌发病率和致死率越来越高，对于一些高危人群，我们应该积极行肺部低剂量螺旋 CT 检查，及时发现肺部早期病灶，早期发现肺部肿瘤。随着现代外科微创技术的进步，胸腔镜技术迅速发展，从手术和麻醉上都越来越微创和安全，切口小、失血少、手术时间短、恢复快，而且最关键的是，早期发现通过微创治疗的患者效果好，很多术后不需要化疗，并且可以达到长期生存。呼吁大家重视肺部体检，早发现，早治疗。

胸腔镜微创手术与气胸

先简单描述下胸膜腔的结构，人体的胸膜腔是一个潜在的密闭间隙，有少量的液体，说得简单点，就像一个没有装东西的保鲜袋，不过人体的胸膜比保鲜袋还要薄，形状要复杂得多。这个"袋子"一层膜覆盖在胸壁上，另一层膜覆盖在肺上。

那么什么是气胸？气胸就是胸膜腔积气，也就是这个"袋子"装满了气，因为人的胸壁是骨性结构，这个"气"压迫不了胸壁，只能压迫到肺，肺受压迫后就会呼吸困难，人就像被掐住了脖子一样，特别难受。这个时候你肯定要问，怎么办？办法也很简单，用针抽掉"袋子"里的气，如果气多，抽不完就要装个管子，让气不停地排出来。

是什么原因导致气胸？气胸简单地分为原发性、继发性和外伤性气胸。原发性的一般是肺部表面有类似"鱼泡"一样的东西，一般是先天性的，之前都没有发觉，剧烈运动或者咳嗽时破了，气就漏到胸膜腔里面去了；继发性气胸是肺部发生了病变，比如长期抽烟的患者导致慢性阻塞性肺疾病，形成肺气肿、肺大泡。肺结核也可以破坏肺部结构产生继发性肺大泡从而发生气胸；外伤性的顾名思义就是外伤后破坏胸膜腔的完整性，其从外面漏进来或者随着呼吸从肺部漏进来。

上面说了治疗气胸需要抽气或者持续排气，这在医学上叫胸腔穿刺抽气，持续排气叫胸腔闭式引流，有些患者经过这些处理后，气体排出来后解除了对肺的压迫，患者呼吸顺畅了，经过引流后肺部的破口也会慢慢长好，不再漏气了，这个时候可以考虑拔出胸腔引流管。但是如果肺大泡等肺部根本的原因不去除，气胸的复发率很高。这个时候如要彻底治疗就要做手术，将病变彻底切除。

前面介绍了胸腔镜技术，胸腔镜治疗气胸再适合不过了。在日本，气胸患者到医院就诊后急诊行胸腔镜手术，将肺大泡切除，一次性治愈患者。既往胸腔镜手术需要三个切口，随着手术技巧的提高，现在胸腔镜手术越来越微创，演变成两个手术切口，有的患者甚至一个切口。在麻醉方面，以前胸腔镜手术都要插双腔管全麻，现在麻醉损害也越来越小，现在对于部分合适的患者只要静脉注射点麻药就可以手术，患者恢复快，对机体的损伤更小。

PART 3

呼吸内镜介入手术

呼吸内镜介入

　　呼吸内镜介入技术，简单地讲就是运用呼吸内镜对各种疾病进行治疗及诊断的技术。而呼吸内镜就包含了软式气管镜（纤维支气管镜和电子支气管镜、超声支气管镜）、硬质气管镜及内科胸腔镜。软式气管镜也就是一条相对软软的可以随意弯曲的镜子，可以很容易地在气管内行走，气管镜头端有一个很小的摄像头，相当于一个"电子眼"，我们可以通过这个"眼睛"

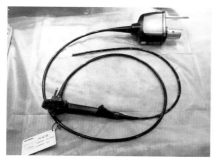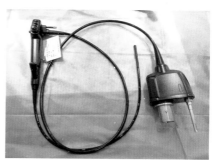

电子支气管镜

进入人体的支气管内观察气道内情况。硬质气管镜就像是一根铁管子，可以为我们在诊断与治疗疾病的过程中提供更好的操作空间，同时还能保证患者所需要的氧气，通俗来讲就是可以一边通气给氧一边进行诊疗操作，也可以

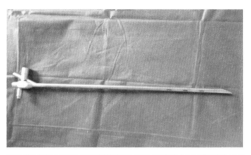
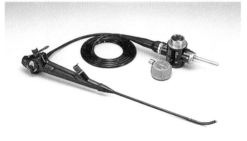

戏称其为"可以呼吸的气管镜"。内科胸腔镜，可以说是一个近端硬，远端软的支气管镜，叫内科胸腔镜，顾名思义，其主要运用于胸腔内疾病的诊断与治疗。前两者进行的诊断与治疗，均是没有切口的，是通过鼻子和嘴巴进入气道内来进行，不会有刀疤，而后者仅在胸壁上留下 1~2cm 刀疤，创伤都非常小。既然呼吸内镜介入技术具有微创、美观等诸多优点，这么好的技术在临床上应用自然也会越来越广泛。

呼吸内镜介入手术可以诊断的疾病

长期慢性咳嗽

我们生活中，老年人出现长期的慢性咳嗽，经常会自认为是"老慢支、肺气肿"，认为老年人出现慢性咳嗽是一件正常的事情，人老了就会出现这样的情况，而实际的情况，却不全然如此。在从医的生涯中，我们碰到了好多这样的患者。首先可能是肺癌，老年人本来就是肺癌的高发人群，而且很大一部分男性老年人有长期吸烟史，这也是肺癌的危险因素。而肺癌最常见的症状就是咳嗽，特别是咳嗽加剧、痰中带血的情况。由于很多高龄患者本身就有慢性支气管炎，长期咳嗽咳痰，即使出现咳嗽加剧、痰中带血的表现，也容易被忽视，以为是"感冒"了或者"上火"了。通过支气管镜检查，可以看见支气管内的异常病变，通过进行刷检、肺泡灌洗等可以找到癌细胞，从而诊断肺癌。其次是气管内异物，老年人在吃东西的时候，不小心把食物呛进气管，这与老年人吞咽反应相应的下降，且气管与食管是相邻近的有关系。老年人的反射差，食物进入气管后，通常不会像年龄小的人一样，出现剧烈的咳嗽，将食物排出管，而表现为长期的慢性咳嗽。另外支气管异物也容易发生在婴幼儿和有酗酒习惯的人。我们常说"婴幼儿探索世界先从味觉开始"，看见什么东西都喜欢往嘴里塞，加上婴幼儿口咽部肌肉和神经发育不完全，遇上咽不下去的东西容易误入气管内。中青年发生支气管异物，多是喜欢酗酒后，也有吃东西太快太急的情况。我们取出的异物可以说是千奇百怪，五花八门：有硬币、钥匙、回形针等金属材质的，也有树叶、豆子、花生米、辣椒尖（籽）、果壳、

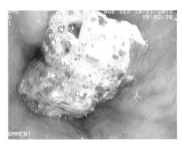

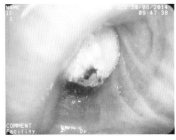

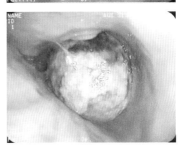

坚果等植物来源的，还有牙齿（包括假牙）、口哨、笔帽、各种动物骨头、药片甚至水泥块等等。当然最多见的还是动物骨头。大多数支气管异物，都可以追问出吃东西以后剧烈咳嗽的情况，多数有明显的时间界限。通过气管镜检查，往往能发现卡在气管或支气管里面的异物，取出异物后一切就真相大白了，此时既是明确了病因，同时取出异物也是特别有效的治疗。10多年前我们曾经遇到一位60多岁的大妈，入院前已经咳嗽了10年，时时刻刻地咳嗽，没法入睡，一咳嗽就停不下来，经常咳得小便失禁。我们给查了气管镜，发现是块家禽骨头卡住了气管下部，周围长了不少肉芽，费了很大劲取出来，大妈说："当晚睡了10年来最好的一觉。"但是也有些人，没有明显呛咳的情况，病情非常的隐蔽，只是在肺部出现反复感染又找不到原因的时候，例行气管镜检查时无意中发现异物确诊。

咯血或者痰中带血

对于这个我们首先要了解什么是咯血和痰中带血？并不是所有从嘴巴里出来的就是咯血，咯血是指从气管支气管咳出来的才算是，那么它一定是咳出来的，而不是呕吐吐出来的。对于痰中带血，我们要排除，有一部分人鼻腔里出血后吸入气道内，再咳出的情况，这样的患者，通常会有先吸鼻子后再咳出血痰的表现。出现咯血或者痰中带血是气管支气管内及肺内出现病变，把血管给"吃了"，导致血管破裂出血。出现这一症状，可能是肺癌、支气管扩张、肺部炎症等。如何分辨到底是哪种原因，除了需要进行胸部 CT 检查之外，还需要进行支气管镜检查。支气管镜检查不仅可以判断出血的部位，此为定位诊断；还可以取得标本进行细胞学检查或者病理学检查，明确诊断，此为定性诊断。如果气管镜下看见支气管内的异常病变，可以通过气管镜伸入一根活检钳"咬下来"一小块组织去检验确诊。有些肺癌长在肺靠外周的地方，从气管镜里面看不到。这时候我们可以从胸部 CT 影像上进行定位，在相对应的支气管里面伸入小的毛刷进行刷检，还可以注入生理盐水灌洗并收集肺泡灌洗液检查找到癌细胞，从而诊断肺癌并确定肺癌的类型。还有些情况下，支气管镜检查发现支气管里面没有问题，刷检或灌洗液也没找到诊断证据，但是胸部 CT 上发现病变，我们可以通过前端带一个很小的超声探头的支气管镜（即超声支气管镜），让超声探头帮我们来定位，然后引导一个探针穿到病变的位置，或者穿到支气管周围肿大的淋巴结上，从而取得标本去检验，找到诊断的证据。

不明原因的局限性哮喘

这与我们通常讲的哮喘是不一样的，它只是在肺部的某一个部位出现哮喘，而不是全肺的哮鸣音。那么在我们生活中如何去发现局限性哮喘，简单地说就是在发哮喘的时候，可能只听到哮鸣音从一个地方发出，而不是到处都是；或者出现哮鸣音后，变换了身体的位置后，又消失了，改变回来，又再次出现了。这个是因气管支气管的某个部位狭窄或者堵住了，才会出现这种情况，那么行气管镜检查，就可以很直观地看到这个病变情况。很多肿瘤的患者，会出现气道阻塞的情况，发作性的呼吸困难，很像哮喘发作；咳出几口脓痰，或者变换个姿势，可能症状就能得到缓解。如果能及时进行支气管镜检查，就能够发现病变，明确病因。曾经有位 70 多岁的老大爷，近 2 年反复的胸闷气喘。仔细追问，曾经用针对哮喘的药物没什么效果，反倒是起来走动一下，反而胸闷气喘会明显缓解。我们仔细阅读了他的胸部 CT，发现右侧支气管内似乎有东西阻塞了。做了气管镜检查，发现右主支气管内有个新生物从右上支气管内长出来，随着呼吸间断阻塞右主支气管，我们在气管镜下套切了肿物后，"哮喘"症状就消失了。

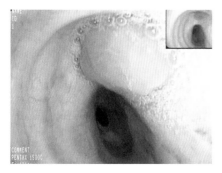 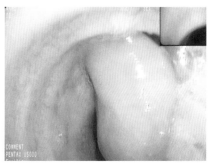

不明原因的声音嘶哑

在我们的印象中，声音嘶哑，那不就是"上火"了嘛，没有什么关系，忌口几天，吃点"败火"的，就没有问题了。那你可能就太小看它了。如果经你这么一"退火"治疗后还没有好，那么你可得做个气管镜了。这可能是由于支配声带的喉返神经被肿瘤或者肿大的淋巴结压迫了。通俗来讲，给声带通电的电线出问题了，那么在肺部疾病中，可能是这条电线被肿大的淋巴结给压了，导致送电不通畅，声带就工作不了，就出现了声音嘶哑，这个也可能是晚期肺癌的一个表现。

影像学提示肺部病变、胸腔积液、纵隔淋巴结肿大

影像学通俗点说也就是我们所说的片子，包括 X 线胸片和胸部 CT。如果你到医院检查，片子上说你肺上有阴影，那么你这个时候需要做一个气管镜检查。我们的支气管和肺，就像是一棵倒过来的树，气管支气管就是树干、树枝，而肺就是树叶，所以在医学上我们也会称其为"支气管树"。片子上提示出现肺部病变，做气管镜的目的是为了明确诊断。如果病灶在靠近树枝上我们通过气管镜可以很直接地看到，并可以取到标本，就可以明确诊断，从而进一步的治疗。如果是在叶子上，我们可以通过拿刷子刷、拿针去穿它，来获取标本，明确诊断。那么片子上发现有胸水，为什么要做气管镜呢？目前结核性胸膜炎，在胸水中的发病占的比例还是比较高的，进行气管镜检查，可以了解有没有合并支气管内膜结核。另外我们可以进行内科胸腔镜检查，直接吸净胸水，同时取得标本，做病理检查，达到既有治疗，又有明确诊断的目的。纵隔淋巴结肿大，简单地说就是在我们气管支气管边上的一些淋巴结肿大了，这个可能与炎症、肺癌、结核等有关系，正因为这些淋巴结都在气

管支气管边上，那么我们可以通过气管镜对其进行穿刺活检，取得病理，从而明确诊断，方可进一步治疗。

胸部外伤、怀疑气管裂伤

为什么车祸或者胸部压伤了还要做气管镜呢？在外力的挤压下经常会出现胸部挤压伤，由于受伤时的冲击力大，可能造成气管裂伤，因其较为隐秘，经常又会被忽视，如果外伤患者反复出现肺部感染、呼吸困难等情况，就应该要怀疑合并了气管裂伤，就得进行支气管镜检查。

感染性疾病

肺部感染性疾病，可以简单理解为肺部发炎了，这个发炎可能是细菌、真菌甚至是病毒。通过气管镜的检查，取得分泌物标本，就可以来回答我们最想知道的我到底是得了什么病，因为支气管镜下可以直接取得标本进行检查从而确认，并指导用药，达到精准治疗。另外，支气管镜检查可以排除肺部继发性肺脓肿，比如继发于肿瘤或者支气管异物导致的肺部感染。曾经有一位 40 多岁的男子，因为胸腔内化脓，积了很多脓，把肺都压缩了，反复高烧不退，先反复消炎治疗半个月仍没什么好转，后诊断为脓胸，插了根管子到胸腔内排脓，排出了1500mL的脓液，然后继续消炎，复查X线发现肺是扩张起来了，但是肺部炎症怎么都没吸收。做了个气管镜，在支气管内发现一块猪骨头堵塞了大部分支气管，原来是异物导致的肺脓肿，肺脓肿又侵蚀了胸腔发展成了脓胸。取出骨头后，很快肺部炎症就吸收了。还有位60多岁的大妈，肺部出现一个脓肿，胸部CT上可以发现肺部烂出了一个大洞。在当地消炎治疗了3个多月，没有效果，还是反复发高烧。后来我们从气管镜下发现病变部位支气管内有个东西堵塞了支气管，取出来一看，是辣椒的尖部。还有一些肺部及支气管内的特殊细菌感染，常规的抗感染治疗效果不好，甚至越治越差。通过气管镜检查明确诊断后，可以进行针对性治疗。比如临床上常见的支气管

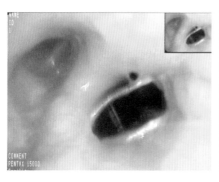
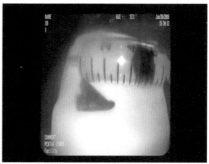

结核，还有少数的支气管真菌病等。

气管、支气管瘘

什么是瘘呢？简单来说就是在两根平行的水管中间，加入一小段水管，使这两根水管内的水可以相互流通，沟通两个水管的管道就称为瘘。那么气管、支气管可以和哪些地方相通呢？胸腔、食管、胃（做了食管手术的患者，他们的胃会移到胸腔内），医学上分别称为支气管胸膜瘘、支气管食管瘘、支气管胸胃瘘，出现支气管胸膜瘘的患者主要以发热、咳嗽、胸腔积液为主，而后两者主要以进食后出现呛咳、以喝水时更为明显。行支气管镜检查，可以直接发现异常的"洞口"，从而进行诊断。

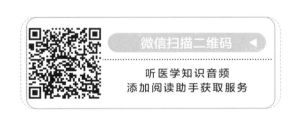

微信扫描二维码

听医学知识音频
添加阅读助手获取服务

呼吸内镜介入手术可以治疗的疾病

取出支气管异物

前面我们已经了解了支气管镜下可以诊断支气管内异物，同时我们在确诊后，可以运用支气管镜，通过支气管镜下的小孔，插入钳子，直接把异物给钳出来。有些异物可以局麻下取出来，也有一些异物需要在全麻下才能取出，这个主要与异物的大小、材质、异物发生的时间长短、异物周围炎症及肉芽组织的多少有关。我们遇到过一名 11 岁女童，反反复复咳嗽 2 年多，胸部 CT 检查发现右侧中下肺萎缩、感染。当地医院做气管镜检查发现右侧中间支气管里面有一截针尖，周围全是肉芽组织。试着取针尖，怎么取都取不出来。追问这个小女孩，也记不起什么时候、什么东西呛进气管的。开始医院建议开刀切掉右边的中下肺，后经过再三讨论觉得还是可以再尝试一下支气管镜内取异物。于是在全麻下我们反反复复努力了 2 个多小时，把异物周围的肉芽组织用电刀和微波烧没了，暴露出异物本来的面目，最终取出异物，保留了患儿两个肺叶。

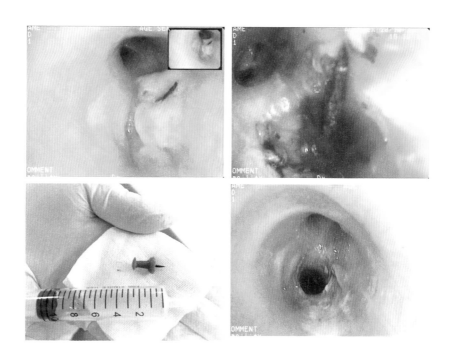

清除呼吸道异常分泌物

支气管镜的这个功能，救回了很多重症肺部感染的患者，我们可以把气管镜直接伸入患者的支气管内，从而将其内部产生的大量痰液直接吸出来，同时还可以对其进行肺泡灌洗，将存在于肺远端的痰液也给冲洗出来，可以更好地通畅气道，使患者呼吸顺畅，同时有利于控制肺部感染。吸出的痰液我们可以进行进一步的检查，找出病原菌，指导使用抗生素。特别是有些胸部手术以后的患者，咳嗽时疼痛极为剧烈，害怕咳嗽咳痰。这时候通过气管镜吸痰就极为必要。还有一些大咯血的患者，血块堵塞了支气管，引起窒息，这时候如果其他办法解决不了问题，那就必须尽快进行气管镜下，清除堵塞在大气道位置的血凝块，缓解患者的呼吸困难。

对咯血患者行局部止血

对于咯血的患者我们可以运用支气管镜对其进行局部的止血，首先可以对其局部注射止血药物来达到止血的目的，比如局部降温或者用一些药物来收缩血管，促进止血；其次，可以对出血的创面运用电烧灼的方法使其创面结成焦痂从而止住血；再者可以运用球囊对其压迫止血，这就和我们手指受伤了要按一会就可止血是一个道理。

对肺癌患者行局部放疗或注射化疗药物

对于诊断了的肺癌，我们可以通过气管镜将一种叫放射性粒子的东西打到肿瘤内部，这个粒子会持续性地放射出射线从而使肿瘤组织被杀死。同样的，通过气管镜也可以将化疗药物打到肿瘤组织内，从而提高局部肿瘤内化疗药物的浓度，减少全身化疗引起的毒副反应。

对插管困难者，通过支气管镜引导进行气管插管

对于一些重症的患者和一些需要进行全身麻醉的患者，进行气管插管，是必要的。有了气管插管技术后，使得一些重症患者得到了更好的救治，帮助其度过危险期。而气管插管往往是十分紧急的，如果不能够快速地将气管插管插入气管内可能患者就没有生的希望。在碰到困难的气管插管时，我们可以在

气管镜的直视引导下直接将气管套管插入气管内，挽救患者的生命。

良恶性气道狭窄

即对气管良性肿瘤或恶性肿瘤进行激光、微波、冷冻或高频电刀治疗。气管支气管内良性肿瘤，运用支气管镜治疗是患者的一大福音。以往这种患者都要进行开胸手术切除气管，甚至肺叶来达到治疗的目的。有了气管镜以后，我们可以从气管镜下直接运用激光、微波、冷冻或高频电刀等，将其切除，达到治疗的目的，同时也将损伤达到了最小化，也保障了患者肺功能。对于恶性肿瘤的治疗，目前还主要运用于那些肿瘤长到了大的气管内，无法进行外科手术根治的患者。患者气管镜下的治疗，不能达到根治的效果，但因为这部分患者，都有出现严重气管堵塞，出现胸闷、呼吸困难，随时有生命危险。因为气管堵塞，就像是被人掐了脖子，马上要断气了，通过气管镜下治疗，将这掐人的手给松掉，从而挽救患者的性命。比如，支气管里面的良性肿瘤，以支气管腺瘤常见，此外错构瘤、纤维瘤等也常碰到，大多数生长比较缓慢，支气管内套切后治疗效果好。曾经有位学医的小姑娘，有两年多的时间反复咳嗽、胸闷、气喘，当作哮喘治疗没什么好转。做了胸部 CT 发现气管里面长了个瘤子，于是在气管镜下完整切除，此后一直都没有复发。

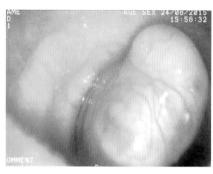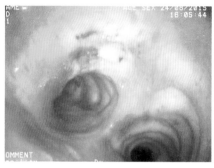

　　良性狭窄除了良性肿瘤之外，支气管结核引起的狭窄也比较多见。患者往往比较年轻，而且女性较为多见。以往都是通过手术切除"生病"的肺，不仅创伤大，而且减损肺功能，影响生活质量和劳动力。现在大部分支气管结核可以通过支气管镜下进行反复多次的支气管球囊扩张加冷冻治疗，往往可以得到治愈。比如有位女患者，才 30 岁，在外地创业，工作比较劳累。有半年的时间总感觉到胸闷、乏力，一直以为是累的原因。后来咳嗽剧烈，做胸部 CT 检查发现右中下肺阴影。检查发现右肺中间支气管只剩下一个小针孔大小。用针形电刀切开一个小口子才勉强放入了支气管球囊，反复扩张后，保住了她的中下肺。

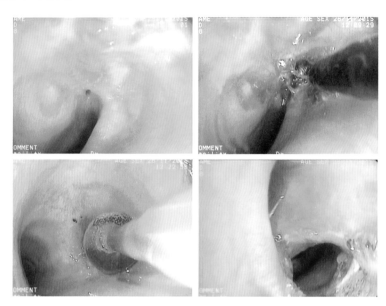

　　随着建筑业的繁荣、交通的拥堵，气管外伤的患者越来越多，很多伤者需要气管插管或者气管切开。很多重症肺炎患者也需要气管插管呼吸机辅助通气来度过危险阶段。这其中有一些人因为特殊的瘢痕体质，导致术后出现气管的狭窄。这也和支气管结核导致的瘢痕狭窄治疗方法类似，特别狭窄的用针形电刀切开，通过球囊的扩张作用，使得支气管管腔逐步扩大。

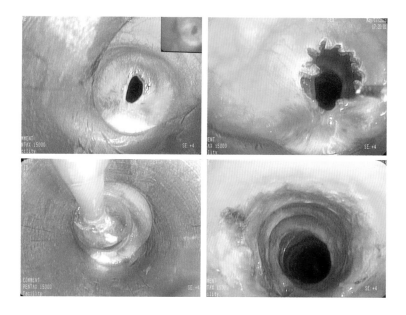

　　当然了，临床上最常见的，还是恶性肿瘤引起的狭窄。对于恶性肿瘤引起的狭窄，我们通常可以用圈套器套切肿瘤，或者用激光、微波、电凝和氩气刀来"烧掉"肿瘤，使得气道内恢复通畅。曾经有位 75 岁的女患者，已经确诊了肺癌，当时身体还挺好，坚决不同意做放化疗，怎么劝都不听。过了一年，喘不上气了，只能朝右边侧躺着，差点活活憋死了。送到医院，急诊做了气管镜介入治疗，发现肿瘤从右上肺一直往上长，堵住了气管下段约 98%，左边支气管也被瘤子盖住了，切除了气管里面的肿瘤，把右边中下叶支气管打通，患者麻醉清醒后就感觉呼吸通畅，可以下床活动。

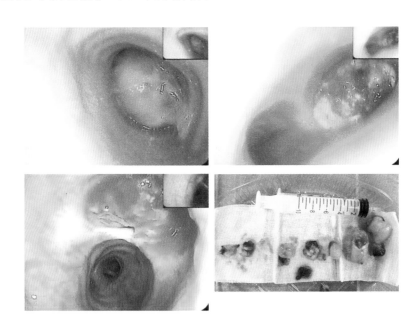

经支气管镜置入支架治疗气道狭窄

气道的狭窄，包括两个部分，恶性和良性。其实支架的置入也就是放个管子进去，让气管恢复通气的功能。恶性的也就是肺癌，通过前面讲的方法切除肿瘤组织后，如果还不能恢复气管通气，那么就可以放个支架进去，保持气管通畅。良性病变又包括结核性狭窄、气管插管气管切开后狭窄。这部分患者是良性病变，本来可以活很长时间，但却因为气管狭窄，导致呼吸困难而危及生命。通过放置支架使其恢复管腔通畅度过危险期后，我们再运用球囊扩张的方法，让其管腔扩大，使其恢复正常管腔大小，保证其呼吸。

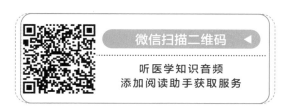

微信扫描二维码 ◀

听医学知识音频
添加阅读助手获取服务

呼吸内镜介入与肺癌

呼吸系统疾病的症状，比如咳嗽、咳痰、咯血、呼吸困难、胸痛等都没有特异性，这些症状可以是肺结核、肺炎、肺癌等各种疾病导致。

根据患者的症状、影像及生化检查结果是临床诊断，而肿瘤诊断的"金标准"是病理学检查结果的诊断。

肿瘤的病理学诊断证据包括"组织病理学证据"和"细胞病理学证据"。前者是从患者身体中取出的一块组织进行冰冻或特殊染色后，在显微镜下进行观察，发现典型的肿瘤细胞及病变结构；后者是指在患者的体液中，如痰液、胸腔积液，找到典型的肿瘤细胞。

需要特别指出的是，影像学和生化学的异常均不可以作为确诊肺癌的依据。从影像学的角度，肺部的占位可以是肺癌，也可以是结核、炎症等良性疾病。从生化的角度，肿瘤标志物的升高可见于其他系统的肿瘤，也可见于某些良性疾病。

另外，随着技术的进步，一些新的方法也被用来早期辅助诊断肺癌，例如，循环肿瘤细胞、二代测序等。但到目前为止，仍然没有可取代病理学诊断这一金标准的方法问世。

既然诊断肺癌的"金标准"是组织病理学证据，那么需要在支气管内、肺内或者肺外相应部位取得组织才能进行病理检查，获取支气管内、肺内组织最常见的检查就是支气管镜检查。

支气管镜检查的原理是将一根下端安装有取相或摄像装置的一较细管性结构（支气管镜），通过受检者的鼻腔或口腔插入到肺内的各级支气管，通过上端的观察窗口或通过用视频线与操作手柄连接的电脑显示器，来观察深入肺内的支气管内的病变情况。一旦发现可疑病变，可以通过支气管内的中空通道插入活检装置，钳取可疑病变组织送病理学检查。

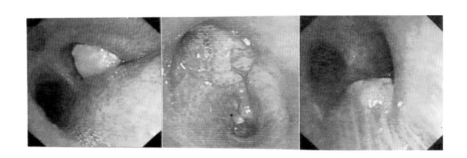

肺癌是起源于支气管上皮的癌症，全名其实叫"支气管肺癌"。

所以理论上讲，只要支气管镜足够细，就可以看到生长在各段支气管内的肺癌。但由于受到科学技术水平的限制，目前支气管镜只能到达相对较粗的支气管，尽管如此，支气管镜检查在肺癌诊断中的地位仍然是举足轻重的。每一位没有禁忌证的肺癌待诊患者都应该尽可能地做支气管镜检查。

另外，支气管镜还可以鉴别诊断出一些容易被误诊为肺癌的病灶，如支气管内异物、支气管内良性肿瘤等。通过支气管镜将上述情况鉴别出来，可以避免患者进一步误诊、误治。

近些年，随着介入呼吸内镜技术的发展，对于一些气管、支气管旁及肺内的小病灶也可通过支气管镜检测到，这就是电磁导航支气管镜和超声支气管镜技术。

电磁导航支气管镜技术，其核心就是利用 CT 重建技术和电磁导航技术给传统的支气管镜装上"千里眼"，方便穿透到传统支气管镜无法到达的部位。电磁导航支气管镜与普通支气管镜相比，多了一张特别的电磁检查床。在检查前，需要通过 CT 检查进行重建，得到模拟的气管内图像，然后通过电磁导航的方式，引导支气管镜下精准的穿刺，获取普通支气管镜无法到达的外周部位的病灶，以利于临床诊断。

所谓的"超声支气管镜"，又名"支气管镜下气道超声"，是利用支气管镜将微小的超声波探头伸入病患气管或支气管内，将气管内的超声视频传导至支气管镜显示屏上，医生可观察气管旁的小淋巴结病变、恶性肿瘤侵蚀气管壁的程度，以及肺部周边的小病灶；在超声的引导下，医生还能对"潜伏"于较深处的病灶或淋巴结进行穿刺活检，送病理学检查。

肺癌一旦确诊，务必要及时进行正规的治疗，要结合患者全身情况，根据肺癌的临床分期、病理分型、有无重要的合并疾病等来综合考虑治疗方案。

总的来说，肺癌的治疗方法包括手术治疗、化学药物治疗（简称"化疗"）、放射线治疗（简称"放疗"）、生物靶向治疗（简称"靶向治疗"）、介入治疗、中医药治疗、免疫治疗等。

手术治疗　外科手术是根治性治疗肺癌的首选方法。凡是早期患者及无手术禁忌证者均应考虑手术切除。

化学药物治疗　化疗在肺癌的治疗中非常重要。目前，我国也在国际肺癌化疗规范用药的基础上制定了小细胞肺癌和非小细胞肺癌的化疗规范指南。

放疗　放疗对癌细胞有杀伤作用，但放疗属于局部治疗，一般应配合手术治疗或化疗使用。

生物靶向治疗　即针对性地瞄准一个靶位，这个靶位可以是某个器官、细胞或分子等，药物进入体内后可选择性地与这些靶位特异性地结合，进而使肿瘤细胞特异性死亡。

介入治疗　介入治疗是应用放射诊断设备、技术和方法，将特制的导管或穿刺针导入体内，进行各种治疗的一种技术。

中医药治疗　中药能扶正培本，提高免疫力，可减轻放化疗的不良反应，有利于放化疗的顺利进行等。

免疫治疗　　免疫治疗是通过提高机体的免疫能力，利用机体的自身免疫能力来达到消灭和清除肿瘤的目的。近5年来，在肺癌乃至肿瘤的治疗领域进展最快的当属免疫检查点抑制剂在临床中的应用。

什么是肺癌的介入治疗

介入治疗是介于外科和内科之间的一种新兴治疗方法，包括血管内介入治疗和非血管内介入治疗两类。

经过多年的发展，介入治疗已经和外科、内科并称为三大支柱性学科。通俗地说，介入治疗就是在不开刀暴露病灶的情况下，在血管、皮肤上做小切口以建立通道，或经人体原有的管道（比如气管、食管、胆道等），在影像设备的引导下对病灶局部进行治疗的创伤较小的治疗方法。

目前发展较为成熟的肺癌非血管介入治疗方法包括：经支气管镜介导下的高频电烧、氩等离子体凝固、冷冻、球囊扩张、支架置入、支气管近距离后装放疗、光动力治疗等气管腔内介入治疗方法，以及经皮穿刺后介导下的氩氦刀冷冻、放射性粒子置入等经皮介入治疗方法。

经支气管镜介入治疗是近年来肺癌局部治疗领域所取得的重要进展，目前主要适用于治疗肺癌侵犯大气管造成的气管狭窄或阻塞，也适用于辅助开展局部放疗。

当肺癌病灶侵犯了较大的气管时，会造成气管狭窄或阻塞，严重影响患者的呼吸功能，患者可出现明显的吸气相呼吸困难，也就是"吸不进气"，或是由于气流减少而造成身体严重缺氧，情况严重时，可造成窒息而死亡。因此，必须尽早解除肺癌大气管侵犯所导致的狭窄或阻塞。根据患者全身条件和气管内具体情况，医生会选择高频电刀、氩等离子体凝固、冷冻、球囊扩张等方法，一次或分次移除造成气管狭窄或阻塞的肺癌组织，必要时置入支架，消除阻塞并维持气管通畅。

当肺癌患者的全身状况较差而不能耐受体外较大范围放疗，或为避免体外较大范围放疗可能造成的放射性肺炎、放射性纵隔炎、放射性食管炎时，可经支气管镜置入一根下端封闭的专用管，再装入放射性粒子进行局部放疗，即"后装放疗"。

肺癌的支气管镜介入治疗通常起到"立竿见影"的作用，

一旦将气管、支气管狭窄或阻塞打通，患者的缺氧改善，患者将顺利完成相应的化疗或放疗及靶向治疗等，患者的生活质量明显改善，生存明显延长。曾经有位 71 岁的老太太，确诊肺腺癌 1 年，一直在使用靶向治疗。这次是咳嗽、胸闷 2 周，急诊入住 ICU，入院后呼吸极度困难，强迫右侧卧位，听诊右侧呼吸音消失，左侧遍布干湿啰音，胸部 CT 发现右侧全肺不张，气管下段可见新生物，管腔明显狭窄。入院 1 小时内我们急诊局部麻醉下做了气管镜下气道支架置入术，术中发现隆突上方 3.5cm 处有新生物由右侧支气管内长出，堵塞气管下段约 95%，气管镜强行通过狭窄段发现左主支气管内通畅。我们立即进行气道支架置入术，使左主支气管到气管下段这一段保持通畅。支架置入后患者呼吸困难立即好转。经过抗感染及对症支持治疗后，我们又进行了硬质气管镜下肿瘤的套切，把气管下段、右主支气管内的肿瘤瘤体完全切除，发现瘤体由

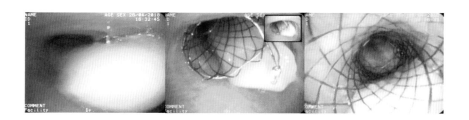

右上支气管内长出，右中下支气管恢复通畅发挥功能。术后次日则可以下床正常活动。

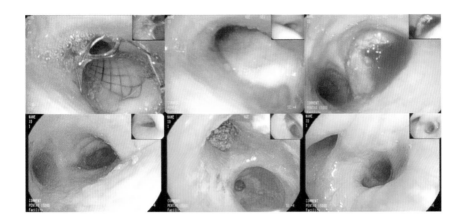

呼吸内镜介入与肺结核

肺结核俗称"肺痨"，是由于结核分枝杆菌感染肺部所引起的慢性传染病，感染的部位可以发生在肺组织、气管、支气管和胸膜。

肺结核可怕吗

肺结核在 20 世纪仍然是严重危害人类健康的主要传染病，是全球关注的公共卫生和社会问题，也是我国重点控制的主要疾病之一。中国是全球 22 个结核病高负担国家之一，多方面的因素导致了当前的疫情控制仍不容乐观，患病率达 367/10 万，年死亡率达 13 万人 / 年，西部地区病患较多，中青年患者居多。

如何发现肺结核

● 主要不适：咳嗽持续 2 周以上、咯血、午后低热、乏力、盗汗、月经不调或闭经，有肺结核生活密切接触史或肺外结核。

● 是否为肺结核：行系统的相关检查，如结核菌素皮试、痰液检查、胸部影像学、支气管镜检查等。

● 是否排菌：通过痰液检查可以明确。

肺结核有治愈的方法吗

化学药物治疗　早期、规律、全程、适量、联合使用一线或二线抗结核药物是目前肺结核最基础、最有效和最主要的治疗手段，绝大多数肺结核患者经过规则化学药物治疗均能治愈。

外科治疗　约 5% 的肺结核患者，经过规则的药物治疗后，虽然症状有所缓解，但是形成空洞，久不闭合，造成经常性反复感染，或继发曲霉菌感染，或合并大咯血，或形成结核性毁损肺、结核瘤时，外科手术治疗有时可以是一种治愈肺结核的唯一手段。

免疫治疗　免疫调节剂如母牛分枝杆菌菌苗、白细胞介

素 –2、卡介菌多糖核酸、草分枝杆菌、重组人干扰素 γ 等，可以提高机体的细胞免疫水平，以利于调节增强机体免疫功能，以达到促进肺结核治愈的目的。

介入治疗　这是肺结核治疗方法中的独特手段，主要治疗手段包括支气镜呼吸内镜介入治疗和支气管动脉栓塞术，在肺结核病程的特定阶段甚至病情危急的情况下，经常可以成为"制胜奇兵"。

肺结核的呼吸内镜介入治疗方法可靠吗

对于各种临床类型气管支气管结核，尤其是合并中心气道狭窄者，以及耐药结核病、空洞性肺结核，借助呼吸内镜介入治疗经常可以达到应用药物治疗无法达到的治疗效果。治疗方法主要有：局部给药术、冷冻术、热消融术（激光、高频电刀、氩等离子体凝固、微波等）、球囊扩张术、支架置入术等措施。不同类型介入治疗技术各自特点不尽相同，不同类型结核病所选择的介入治疗措施也不尽相同，有时需采用多种技术方法相结合的综合介入治疗。

气道结核的支气管镜下表现：

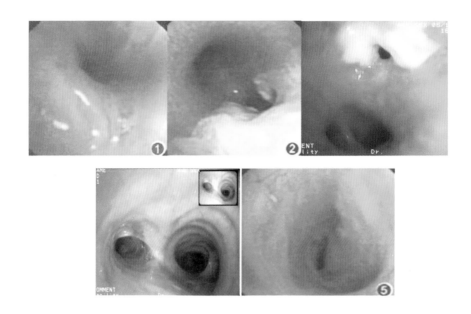

肺结核呼吸内镜介入治疗应用指征

气管支气管结核

● 炎症浸润型、溃疡坏死型，临床表现较为明显。

● 肉芽增殖型，尤其是中心气道较大肉芽肿阻塞气道，合并反复感染、肺不张。

● 淋巴结瘘型，尤其是合并中心气道狭窄，导致反复感染、肺不张。

肺结核

● 结核分枝杆菌培养及药物敏感试验证实为单耐药或多耐药肺结核，特别是合并肺内空洞、不全肺不张，经全身抗结核化学治疗病灶吸收不理想或空洞缩小不明显。

● 肺结核初治失败，经复治抗结核方案治疗疗程结束后，痰抗酸杆菌仍阳性、病灶吸收不理想或空洞缩小不明显，无论获得或未获得痰培养结核分枝杆菌阳性及药敏结果。

● 慢性纤维空洞性耐药肺结核、毁损肺，合并非特异性感染，无手术肺切除指征。

● 非耐药结核病：初治肺结核肺内单个或多发空洞，经全身抗结核化学治疗，周围病灶有吸收但空洞无明显缩小。

支气管镜介入治疗的各种方法

经支气管镜给药术　经支气管镜给药术是通过支气管镜的操作孔直接将药物注入肺部病灶所在部位相对应的支气管，以达到直接提高局部药物浓度，又有利于气道引流的效果。

经气道介入给予的抗结核药物种类，需专科医生依据患者目前合理化疗方案及结核菌药敏结果进行选择。注射剂类药物有异烟肼、利福平、阿米卡星、卷曲霉素等可以直接或溶解后或加入敷形剂后给予，而吡嗪酰胺、乙胺丁醇等需要加入敷形剂才可使用。

球囊扩张术　球囊扩张术是将球囊导管自支气管镜活检钳工作通道送至支气管结核所属气道狭窄部位，用液压枪泵向球囊内注水使球囊充盈膨胀，导致狭窄部位气道形成多处纵行撕裂伤，从而使狭窄气道得以扩张，主要应用于瘢痕狭窄型气管支气管结核。

冷冻术　冷冻手术包括冷冻消融术和冷冻切除术。冷冻消融术（冻融术）是利用制冷物质和冷冻器械产生的超低温，一方面导致局部组织、细胞因组织、细胞内的水分子迅速结晶成冰、细胞停止分裂并融解而坏死；另一方面引起局部血流停止及微血栓形成等慢性病理过程而坏死。冷冻切除术（冻切术）治疗是利用超低温物体与常温病变组织短时间接触而冻结，通过直接牵拉而使常温病变组织破损被撕裂掉。

目前主要应用于：

气管支气管结核肉芽增殖型

气管支气管结核淋巴结瘘型

气管支气管结核瘢痕狭窄型，支架置入后再生肉芽肿

气管支气管结核瘢痕狭窄型，中心气道闭塞所属末梢肺组织实变无损毁

热消融术 热消融术是利用发热效应引起结核病灶的组织细胞凝固与坏死，达到消融治疗的目的。不同发热器械产热机制有所不同，激光（laser therapy，LT）治疗主要借助于高功率激光，直接烧灼、凝固、汽化或炭化组织；高频电刀（hypercator）是通过高频电流热效应烧灼病变组织，使病变组织发生蛋白质变性、凝固、坏死，可通过电切、电凝、电套圈而实现；氩等离子体凝固术（argon plasma coagulation，APC）又称氩气刀，通过高频电刀电离的氩气将高频电流输送到靶组织，避免了高频电刀的电极与组织的直接接触，是高频电刀方法的改进；微波（micrwave）治疗是基于高频电磁波 – 微波对不同血运组织、细胞敏感性不同，使组织、细胞蛋白质变性、

凝固、坏死。目前主要应用于结核肉芽增殖型、淋巴结瘘型气管支气管结核。

支架置入术 气道内支架置入是利用支架的支撑作用重建气道壁的支撑结构，保持呼吸道通畅，特别是在解除急性气道梗阻时经常能使患者转危为安。支架置入后必须注意是否出现支架移位，以及每日进行至少一次以上的气道雾化吸入治疗以减少痰痂的形成。

目前主要应用于：

气管、主支气管等中心气道严重狭窄，导致呼吸困难、呼吸衰竭，严重影响患者生活质量者

气管、主支气管等中心气道支气管结核管壁软化型，合并呼吸道反复严重感染者

中心气道瘢痕狭窄经球囊扩张成形术等联合治疗反复多次仍难以奏效，且呼吸功能不佳者

瘘口封堵术 瘘口封堵术是经支气管镜利用医用胶（medical adhesive）等封堵剂的粘连固化成膜作用或覆膜支架等封堵器的阻塞填补作用以达到瘘口闭合或封堵的作用。

目前主要应用于：

气管支气管结核合并的气道瘘

肺结核合并的支气管胸膜瘘、顽固性气胸

肺结核等患者开胸肺脏切除术后，支气管残端形成的支气管残端瘘

支气管动脉栓塞术　一般说来，任何急性大咯血或反复较大量咯血；一次咯血量 ≥ 200mL，经内科治疗无效或经手术治疗又复发咯血，怀疑出血来自支气管动脉，而无血管造影禁忌证者均可考虑行支气管动脉栓塞术治疗，包括：

反复大咯血，胸部病变广泛功能差，无法做肺切除者（大咯血患者大多有长期肺疾患）

需手术治疗，暂不具备手术条件，必须先控制出血者

咯血经手术治疗后复发者

拒绝手术治疗的大咯血患者

BAE 术后复发咯血者

硬质气管镜结合支气管镜介入治疗　　对于部分复杂的气管支气管结核，硬质气管镜结合支气管镜下介入治疗，在医疗安全更有保障的同时，经常能起到事半功倍的疗效。

PART 4

肺血管介入手术

肺血管介入

　　介入放射学，是现代医学发展历程中一朵美丽的奇葩，最早是由美国放射学家 Margulis 首次提出。Margulis 敏锐地意识到在放射领域一个崭新的专业正在形成发展中，他撰写的《介入放射学：一个崭新的专业》的述评在 1967 年 3 月国际著名的学术刊物《AJR》上发表，在这篇述评中，他把介入放射学定义为在透视引导下进行诊断和治疗的操作技术。特别强调从事介入放射学的医师，需要经过介入操作技术、临床技能的培训，并且与内外科医师密切合作。但是介入放射学（Interventional Radiology）一词被学术界广泛认可是在 1976 年，Wallace 在《癌症》（Cancer）杂志上，以 "Interventional Radiology" 为题系统地阐述了介入放射学的概念以后，并于 1979 年在葡萄牙召开的欧洲放射学会第一次介入放射学学术会议上作了专题介绍，此命名才被国际学术界正式认可。它的神奇之处在于其有广阔的诊疗范围，且经常治疗难度系数高，能在人体中探幽入微，几乎无所不能。它既能扭转内科药物对改变组织结构无能为力的窘迫，也能避免外科手术对机体"大刀阔斧"的伤害。它对人体损伤极小，可发挥的治疗效果却非常可靠而且显著。所以，介入医生已经成为今天医学界的"新宠"。经过多年的发展，介入放射科已和外科、内科一道称为三大支柱性学科。其特点包括：创伤小、简便、安全、有效、并发症少和明显缩短住院时间。

介入医学分为非血管介入和血管介入，非血管介入包括各种经皮活检术、各种非血管性腔道的成形术（包括泌尿道、消化道、呼吸道、胆道等狭窄的扩张和支架）、实体瘤局部灭能术（经皮穿刺瘤内注药术、射频消融术）、引流术、造瘘术（胃、膀胱等）、瘘栓塞术、输卵管粘堵和再通术、椎间盘突出介入治疗、椎体成形术、神经丛阻滞术治疗慢性疼痛等；血管介入，简单来说，就是在不开刀暴露病灶的情况下，在人的血管皮肤上作直径 1~2mm 的微小通道，在 DSA、CT、B 超等影像设备的引导之下进行诊断、治疗，创伤是比较小的，包括经皮腔内血管成形、血管支架、溶栓治疗、非血栓性缺血、控制出血（急慢性创伤、产后、炎症、静脉曲张等）、血管畸形以及动静脉瘘与血管瘤栓塞治疗、下腔静脉过滤器、TIPSS、血管再建、各种血管造影诊断、静脉取血诊断、肿瘤的供血栓塞与药物灌注、动脉内照射、放射性损伤的预防、化疗、术前栓塞肿瘤血管、血管作用性药物及酒精等灌注。

对于需内科治疗类疾病中，介入治疗与内科相比，其优点是药物可直接作用于病变部位，这样可以提高病变部位的药物浓度，如肿瘤的化疗、血栓的溶栓，还可大大减少药物用量，减少药物的全身副作用。对于需外科治疗类疾病介入治疗相对于外科治疗优点在于以下几点：

它无须开刀暴露病灶，一般只需 1~2mm 的皮肤切口，就可完成治疗，表皮损伤小、外表美观

大部分患者只要局部麻醉而非全身麻醉，从而降低了麻醉的危险性

损伤小、恢复快、效果满意，对身体正常组织的影响小

对于不能耐受手术的高龄危重患者或者无手术机会的患者，介入治疗同样可以取得很好的效果

目前我们在临床上应用最广的介入包括：

经导管管动脉栓塞术和经导管动脉内化疗栓塞术：它主要用于晚期肿瘤的治疗，其特点是适应证宽，副作用相对较小，治疗效果可靠。因为它可准确地将药物注入病变部位，对全身其他组织影响不大

经皮血管成形术血管内支架术：它主要用于治疗冠心病，可以使狭窄或闭塞的冠状动脉再通，使病变心脏重获生机和活力。这种效果是任何先进的内科药物都无法达到的

动脉内溶栓术：可用于急性梗死性脑卒中和急性心肌梗死，使凝固的栓子彻底溶化，恢复血管畅通，从根本上祛除病因。这一技术近年来挽救了不少人的生命。而在过去，脑卒中和心肌梗死的致死率和致残率都极高，内科医生仅仅能做保守治疗而已

用于疑难病例的确诊如经皮穿刺活检，血管造影术用于判断血管畸形等，可使诊断准确率大大提高

取代部分外科手术　避免手术带来的出血多、创伤大等问题，为患者准确地解决病情。如椎间盘切除术，胆道和泌尿系结石碎石术，深部组织引流术等

正由于以上诸多优点，许多介入治疗方法成为某些疾病（例如：肝癌、肺癌、腰椎间盘突出症、动脉瘤、血管畸形、

子宫肌瘤等）最主要的治疗方法之一，甚至取代或淘汰了原来的外科手术方法。根据专家预测，随着人类基因组计划的完成，人类疾病的诊疗概念将发生根本扭转。通过介入医学的方法，不但可方便地获取人体任一组织、器官的标本，而且可准确地将治疗基因导入靶器官内。到那时，介入医学必将带给我们更加美好的前景。

肺血管介入为介入放射学的一个分支，属于呼吸系统的血管介入放射学范畴，下面我们就来详细介绍肺血管介入的知识。作为血管介入的重要成员之一，肺血管介入技术是指在数字减影血管造影（Digital subtraction angiography，DSA）机的导引下，利用穿刺针、导丝、导管、各种栓塞剂等器械经血管途径对肺部疾病进行诊断与治疗的操作技术。

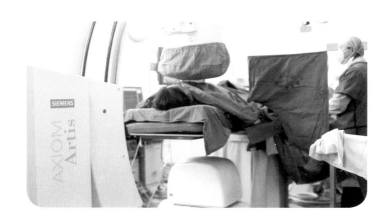

肺血管介入常用的器材包括：

穿刺针　呼吸系统经体动脉介入最常选择股动脉入路，偶尔选择桡动脉或者肱动脉，所用穿刺针即改良 Seldinger 血管穿刺针。

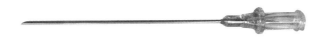

导丝　呼吸系统经体动脉介入主要围绕支气管动脉展开，其他动脉有肋间动脉、锁骨下动脉、胸廓内动脉、膈下动脉等，有时包括食管固有动脉，一般选择直径 0.035in、长度 150cm 普通硬度的亲水导丝，偶尔用到 260cm 长的交换导丝。导丝前端有长 3~10cm 柔软段，常用头端为 "J" 形。

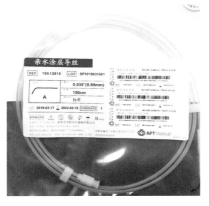
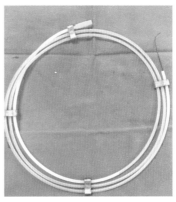

导管　支气管动脉有关常用导管主要有 Cobra、RLG、MIK、H1、VERT 等端孔造影导管；而进行超选择性治疗时，一般选择微导管，常用的包括 2.6F、2.2F、1.98F 等直径微导管。

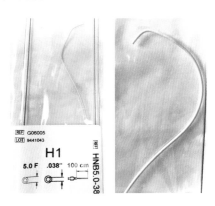

栓塞剂　血管栓塞主要用于咯血治疗，还可进行肺癌的化疗栓塞，常用栓塞剂为固体栓塞剂，主要包括明胶海绵条、明胶海绵颗粒、聚乙烯醇颗粒（PVA）、栓塞微球及金属弹簧圈等。

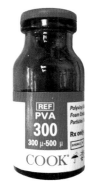
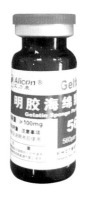

肺血管介入可以诊治的疾病

肺是一个很特别的脏器，它有两套血管系统，一套是营养性血管（体循环系统）即支气管动、静脉，主要营养肺内支气管壁、肺血管壁和脏层胸膜；另一套是循环于心和肺之间的肺动脉和肺静脉，属肺的功能性血管（肺循环系统）。因此，呼吸系统的血管相关病变发生率也就相应地升高了。下面，我们先来看看体循环与肺循环中有哪些疾病可以使用血管介入进行诊治。

首先我们来看看体动脉系统，其中最常需要介入治疗的是肺结核、支气管扩张等引起的咯血，其次包括肺癌、肺血管畸形、肺隔离症等，而在肺隔离症的诊断中，肺血管造影是其诊断的金标准。

咯血

咯血是指喉部以下的呼吸器官（即气管、支气管或肺组织）出血，并经咳嗽动作从口腔排出的过程。咯血的病因有很多，主要是呼吸系统疾病，包括支气管扩张、肺结核、肺癌等，而隐源性咯血、外伤性咯血及支气管－肺动脉瘘等原因则比较少。肺脏有两组血管，即体循环和肺循环。体循环提供着肺脏约 95% 的血供，肺循环向肺脏提供约 5% 的血液。据统计，在大咯血患者当中 95% 的出血来自体循环，以支气管动脉为主，也可来自其他体动脉，比如，肋间动脉、锁骨下动脉、胸廓内动脉、食管固有动脉、膈动脉等；而出血来自肺循环者仅占 5% 左右。当一次咯血量大于 300mL，或 24 小时咯血量大于 500mL 时，称为大咯血，其内科治疗死亡率大于 50%，主要死因是窒息，其次为失血性休克；而外科手术治疗对于很多患者来说根本来不及，甚至很多患者根本难以耐受外科手术。20 世纪 70 年代，开始应用支气管动脉栓塞术（bronchialarteryembolization，BAE）治疗咯血并获得成功。目前支气管动脉栓塞术已成为咯血患者的首选治疗方案。

肺癌

原发性支气管肺癌（primary bronchogenic carcinoma）简称肺癌（lung cancer，LC），是我国最常见的恶性肿瘤之一，约85%为非小细胞肺癌（non-small cell lung cancer，NSCLC）。虽然手术是可能根治肺癌的主要方法，然而大多数（75%左右）肺癌患者明确诊断时已进入中、晚期，手术切除率低，5年生存率小于15%。内科治疗（放化疗、靶向、免疫治疗等）是中、晚期肺癌主要的治疗方法，而对于放、化疗及靶向治疗无效或治疗后再次复发的2~3线治疗后患者，目前尚无有效治疗方案。随着介入放射学的发展，肺癌的血管介入治疗理论已得到肯定，并通过对肺癌血供的深入研究，发现肿瘤内部及其周围均无肺动脉血供，支气管动脉是其主要的供血动脉。经支气管动脉化疗灌注和栓塞（Transcatheter arterial chemoembolization，TACE）是支气管肺癌的主要介入治疗手段，而且获得了比全身化疗效果更好的近期疗效，尤其中晚期中央型肺癌，因肿瘤血供丰富，其介入疗效已得到诸多专家的共识。考虑到单独使用某种介入治疗方法对提高肺癌患者长期生存率价值仍然有限，目前仍坚持综合治疗原则，介入治疗联合放化疗、消融治疗、基因治疗等弥补相互之间的不足，是提高总体疗效的重要途径。

肺隔离症

又称支气管隔离症（bronchopulmonary sequestration），是一种先天性肺胚胎发育畸形，传统的治疗方法是隔离肺切除术或肺叶切除术，但创伤大、并发症较多，特别是供血动脉直径粗，肌层薄，与下肺韧带有不同程度粘连，剥离时易破碎而导致大出血，术后恢复慢。随着介入技术和器材的不断进步，介入血管内栓塞治疗以微创、并发症少、可重复的特点成为肺隔离症的首选治疗方法之一。肺隔离症80%的血供直接来自胸主动脉，15%来自其他体动脉，5%来自肺动脉。血管内栓塞可以使供血动脉内形成血栓，阻断血流，造成供血动脉萎缩，导致隔离肺组织梗死而最终纤维化并挛缩。就好像有一棵树，但你并不需要它，却又不能以砍伐的方式消灭它，最后通过阻断树根的营养传送带，导致树因缺乏营养而出现自然枯萎、死亡。其效果相当于外科切除，能够消除感染的源头，避免了肺部感染及咯血的反复发作。

体动脉有以上疾病可以通过介入方法治疗，那么体静脉又有哪些疾病可以通过血管介入诊治呢？

上腔静脉综合征（SVCS）

是一种由于上腔静脉（superior vena cava，SVC）和（或）双侧头臂静脉（brachiocephalic vein，BCV）狭窄导致经静脉血液回流受阻所致综合征。既往恶性 SVCS 只占 1/3 左右，但近些年，随着恶性肿瘤发病的持续升高，恶性 SVCS 也明显上升，首要病史为肺恶性肿瘤，约占所有 SVCS 患者的 3/4。SVCS 主要症状包括进行性加重型呼吸困难、喘鸣，头、面、颈和上肢肿胀，胸、腹壁静脉曲张，球结膜充血、水肿，视物不清，头晕、头痛、声嘶等不适。那么针对 SVCS，介入治疗主要是上腔静脉成形术，其包括血管支架植入术、球囊扩张术和除栓术，其中最重要的是血管支架植入术，有效率可达 90% 以上，且症状缓解、消失大多于术后 24 小时内。就好像家里的水管因外力导致变形、挤压，或同时伴有淤泥堵塞，导致水流很小，这时候假如我们能够让水管尽量恢复形状、清除淤泥，水流自然而然也就恢复正常从而满足我们正常的需求。

下腔深静脉血栓形成（DVT）

是血液在下肢深静脉内不正常凝结引起的疾病，血液回流受阻，出现下肢肿胀、疼痛、功能障碍。血栓脱落可引起肺栓塞（pulmonary embolism，PE）。两者合并成为静脉血栓栓塞症。DVT严重者显著影响生活质量甚至导致患者死亡，常见于长期卧床、肢体活动受限、大手术或创伤后、晚期肿瘤或有明显家族史的患者。主要表现为患肢的突然肿胀、疼痛，软组织张力增高，活动加重，患肢抬高可减轻，静脉血栓部位常有压痛；静脉血栓一旦脱落，可随血流进入并堵塞肺动脉，引起肺栓塞的临床表现。那么对于DVT，介入手术包括溶栓治疗、取栓治疗、下腔静脉滤器置入等方式进行治疗。溶栓治疗主要是导管接触性溶栓，治疗时导管直接置入静脉血栓内，溶栓药物直接作用于血栓，这样能够提高血栓的溶解率，治疗时间短，并发症少；取栓治疗是消除血栓的有效方法，可迅速解除静脉梗阻。下腔静脉滤器是为预防下腔静脉系统栓子脱落引起肺动脉栓塞而设计的一种装置，目前达到既能截获栓子又能保持下腔静脉通畅的效果，大大降低了并发症的发生率。

其实体循环和肺循环是一个整体，就像我们传统的太极一样，血液自体循环经静脉回流至肺循环，经由肺动脉、肺静脉，最后又回到体动脉，所以严重的体静脉系统病变经过一个循环后，又会引起肺循环系统的疾病，比如我们常见的肺栓塞。

肺栓塞

下腔深静脉血栓形成后，可由体静脉回流至肺动脉，有1/3 变成为肺栓塞（pulmonary embolism，PE），是 VTE 最严重的临床表现，6% 肺栓塞患者于 30 天死亡，而未经治疗的肺栓塞死亡率约 30%。其典型症状为：呼吸困难、胸痛、咯血，俗称"肺梗死三联征"，但其典型发生率不足 30%。其他的主要症状和体征包括呼吸困难、胸膜炎、咳嗽、烦躁不安、呼吸急促、心动过速、发热、咯血等；小范围肺栓塞一般没有症状或仅有气促，以活动后明显。作为肺栓塞综合治疗体系里的重要一员，介入治疗包括了经导管溶栓治疗、经导管碎栓治疗、经导管血栓清除术、支架成形术等。

肺动静脉畸形（PAVMs）

肺动静脉畸形是指肺动脉和静脉不经过毛细血管床而通过扩张的异常血管通道相连。其大多数为遗传性出血性毛细血管扩张症（hereditary hemorrhagic telangiectasia，HHT）的系列表现之一。PAVMs 潜在破裂风险，需要积极干预，其主要治疗目的为减少低氧血症、预防异位栓塞和出血引起的严重并发症。目前经血管内栓塞术是治疗 PAVMs 最主要手段，主要优点为恢复快、并发症少、微创，基本已经替代了外科手术治疗。

肺动脉脉管炎

肺动脉脉管炎并不是一类独立的疾病，而是系统性血管炎性病变在肺动脉的表现。在众多血管炎性病变中，白塞综合征（Behcet's syndrome）和高安血管炎（Takayasu arteritis）为最常累及肺动脉的疾病；其次包括非特异性肺动脉炎、过敏性肺血管炎等，但发生率较低。白塞综合征最常引起肺动脉瘤，也是导致此病死亡的主要原因。首要治疗为肺动脉以弹簧圈进行栓塞治疗。而肺动脉狭窄最常见于高安动脉炎，约 20% 的高安动脉炎累及肺动脉，导致肺动脉改变，以狭窄或闭塞为主，因此肺动脉狭窄病变，主要是使用球囊扩张成形和支架置入治疗。

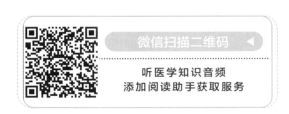

微信扫描二维码

听医学知识音频
添加阅读助手获取服务

肺血管介入与大咯血

　　大咯血是指经气道 24 小时内咯血大于 500mL 或一次咯血大于 300mL，是呼吸系统危及生命的一种症状。很多病会合并大咯血，最常见的是：肺结核、支气管扩张症、肺脓肿、肺癌等。一旦出现咯血建议立即去医院就诊，大部分患者行支气管动脉栓塞术可得到有效控制。现在我们就来讲一讲肺血管介入怎样治疗大咯血的，其主要是通过支气管动脉栓塞术把有问题的血管用特殊的栓塞材料堵死达到控制咯血的目的。前面提到了咯血是一种症状，很多病都会合并咯血，咯血是肺部的血管破了，经过肺泡、细支气管、支气管、气管、口腔咳出来，通常大部分患者刚开始都是痰中带血、少量的咯血，反复多次后咯血量就会越来越大。痰血、少量咯血一般经过抗感染、止血等内科保守治疗大部分就可以控制，但有些患者病情反复或内科保守治疗效果不好，如果肺部病灶局限，出血部位明确可行外科手术切除而获得治愈。而有些患者大咯血，两肺病灶广泛，出血部位不明确及高龄合并有其他基础疾病不能耐受外科手术，此时支气管动脉栓塞手术是唯一有效的救命方法。

肺部血管和心、肾、脑等部位血管不一样，它有两套独立的供血系统，即体循环（支气管动脉、肋间动脉、锁骨下动脉、胸廓内动脉、食管固有动脉、膈动脉等）和肺循环（肺动脉、肺静脉）。95% 的患者咯血与支气管动脉等体循环血管有关（即肺结核、支气管扩张、肺癌等疾病），5% 的患者咯血与肺循环有关（即肺结核空洞合并霉菌感染、肺脓肿、肺动脉血管畸形等疾病）。正常的体循环与肺循环血管是没有交通的，一旦有反复感染或肿瘤破坏，体循环的血管就和肺循环的血管就会有相通了，我们专业术语叫体－肺分流，这样的血管就很容易破裂出血，特别是肺动脉假性动脉瘤（如下图）形成，往往是致命性的大咯血，死亡率极高。

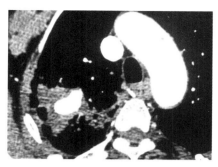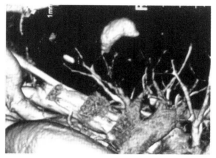

　　咯血患者到医院就诊，医院有一套规范的流程，特别是对大咯血患者开设绿色通道，进行多学科联合诊治。首先第一接诊医生会问患者的病史，比如以前是否有咯血？有没有得过肺结核（肺结核是咯血的最常原因，约有三分之一的肺结核患者是因为咯血来看病的）？家里有谁咯血或患过肺结核？以及是否抽烟？有没有受过外伤？有没有患高血压病、心脏病等疾病史？接着就是有针对性的检查：胸部 X 线片或胸部 CT，如果发现问题，那就需要住院进一步系统检查，当然有些隐源性咯血很多检查都发现不了问题，这时我们就要做胸部 CTA（如下图，就是做 CT 的时候打造影剂到血管里，能清楚地看到血管有没有问题），这项检查是咯血患者行支气管动脉栓塞手术前必须做的检查，也是我们专科医院特有的检查。说到隐源性咯血要多说一句，大约 80% 的原因是吸烟引起的，还有些高血压病、胸部外伤、心脏疾病也会引起，所以抽烟对肺伤害很大，烟民们尽早戒烟是明智之举。

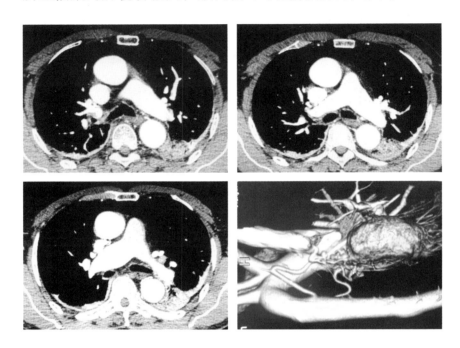

　　肺血管介入技术包括很多种介入技术，前面第一节就有详述，这里就不再阐述了，其中支气管动脉栓塞术就是针对咯血的，我们讲过95%的咯血患者是因为体动脉血管有问题。支气管动脉栓塞术就是在DSA（数字减影血管造影机，在血管里注入造影剂通过DSA就很清楚地看到血管）导引下做手术。DSA属于大型医疗设备，现在大部分省市大型医院会成立介入室（相当于外科手术室），在介入室进行各种介入手术。常规从右股动脉置入血管鞘，用直径约 1mm 导管送到胸主动脉，当然通过这个鞘管可以把导管送到全身的每一个器官的血管里去，参考胸部 CTA 提供的有问题的血管大概部位，找到病变血管后，用造影剂证实是病变血管后，其常表现为血管增粗、迂曲成团、血管瘘形成等间接征象，很少能看到造影剂进入支气管直接征象（如下图），确定病变血管后，再用 2.2F/1.98F（3F 等于 1mm）微导管超选择进入病变血管,用永久栓塞剂（聚

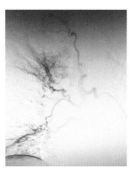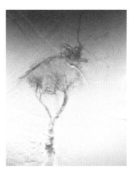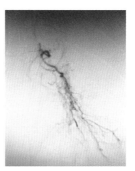

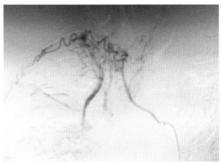

乙烯醇泡沫栓塞微球 PVA）或中短期栓塞剂（明胶海绵颗粒栓塞剂）。这些栓塞剂很安全，放到血管里不会有什么反应的，把病变的血管末梢塞住，这样就可控制出血了，堵好的血管永远不会再通。此技术微创（创口只有 1mm 针眼大小）、安全（年老体弱者也可以耐受）、高效（即刻止血率大于 95%）。

患者做完手术后右股动脉穿刺处需压迫止血包扎，而且会用一个 1 千克重的盐袋压住，右腿至少 6 小时不能弯曲，否则穿刺容易出血或血肿，需卧床 24 小时才能下床，部分支气管扩张的患者常规消炎 3 天就可以出院了，有肺结核的患者需到结核科继续进行全程抗结核治疗，还有部分患者有外科手术指征则需进一步手术治疗。出院后一个月常规行胸部 CT 检查，一般情况好的话，以后每三个月复查一次胸部 CT，一年后每年复查一次胸部 CT 就可以了。

总之，支气管动脉栓塞术治疗咯血疗效确切、微创、安全，对于内科治疗效果欠佳而又无外科手术指征的患者是首选方法。

肺血管介入与肺癌

　　肺癌是我国最常见的恶性肿瘤之一，约 85% 为非小细胞肺癌，15% 为小细胞肺癌。虽然手术是可能根治肺癌的主要方法，但大多数肺癌患者就诊时已进入中、晚期，手术切除率低，5 年生存率小于 15%，传统内科化疗或联合放疗是中、晚期肺癌主要的治疗方法。在我们工作中发现，一线应用的化疗药物对某些肺癌患者仅仅产生短暂的疗效。尽管多年来人们试图通过综合治疗提高非小细胞肺癌的治愈率，但疗效并不理想。而对于放、化疗及靶向治疗无效或治疗后再次复发的患者，目前尚无有效的治疗方案。近年来，临床多选择三、四线化疗或给予免疫调节剂以及对症支持治疗（这些药物都很昂贵），临床有效率低、患者生存期短、生活质量差。经动脉灌注化疗、栓塞术作为一种微创治疗方式，具有创伤小、全身反应轻、作用直接、疗效优良等特点被临床不断应用于各种实体肿瘤治疗中。对于化疗不敏感的肺癌患者，预后较差，经动脉灌注化疗（栓塞）术也是其可以选择的治疗方法之一。

任何肿瘤生长都需要营养，肿瘤的营养通过血管供应，而且肿瘤血管远比正常组织丰富。肺癌通常是支气管黏膜上皮或肺泡上皮细胞的破坏性生长，支气管黏膜的血液供应主要来自支气管动脉，国内很多医生的研究表明肺癌的血供主要来自支气管动脉，这种血供特点为肺癌行经动脉灌注化疗（栓塞）术治疗奠定了理论基础。

我们知道，当行静脉全身化疗时，化疗药物经肺循环才能流经支气管动脉，其血流量仅为心输出量的 1%，所以有效血药浓度极低；而采取肺血管介入经动脉灌注可以将肿瘤局部有效药物浓度提高到 80% 以上，大大提高了局部化疗药物浓度（即将肿瘤毒死），而不增加全身其他器官的药物浓度，从而减轻全身反应；另一方面经导管向肿瘤供血支气管动脉内注入栓塞物质可以阻断肿瘤血供，使肿瘤细胞缺血坏死（即将肿瘤"饿死"），同时血流中断又可使肿瘤组织内保持长时间较高药物浓度，增强化疗药物的疗效。经动脉灌注化疗（栓塞）术治疗非小细胞肺癌获得了较好的临床疗效。

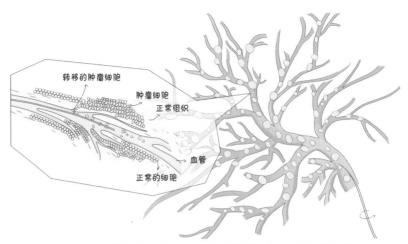

把我们需要治疗的化疗药通过导管直接在局部进行灌注

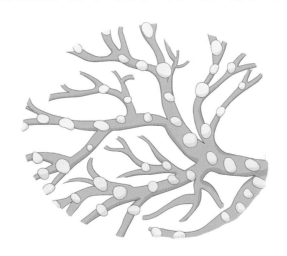

堵的意思就是我们可以通过动脉的途径

20 世纪 80 年代，经支气管动脉化疗灌注治疗肺癌在我国就开始了，但当时的机器只有普通胃肠机，导管种类也很少，栓塞材料主要靠手工制作，很难做到多选择，并发症也多，无法行肿瘤血管栓塞，治疗效果也一般。随着机器设备 DSA、导管材料特别是微导管的出现，以及新型栓塞剂发展，基因检测的兴起，介入技术突飞猛进，超选择插管到肿瘤病变血管就更加容易，使得经支气管动脉化疗灌注在肺癌的应用越来越普及，同时肿瘤血管行栓塞治疗，疗效大大提高、药物副作用及手术并发症大大减低。

　　肺血管介入治疗肺癌和治疗咯血原理基本相近，都是超选择插管支气管动脉，治疗肺癌时我们先将抗肿瘤药物灌注到肿瘤局部，药物直接接触肿瘤细胞，再用栓塞剂阻断肿瘤血供，这样就可以高效杀死肿瘤细胞。近年来出现一种新型栓塞剂，叫载药微球（药物性洗脱微球，drug-eluting beads，简称 DEB），它是栓塞微球带有和化疗药物相反的电荷，使得化疗药物和栓塞微球结合在一起，经微导管超选择至肿瘤局部缓慢释放，这样又进一步提高了肿瘤局部化疗药物浓度（将肿瘤局部有效药物浓度提高到 95% 以上）及药物作用时间（一般化疗药物作用时间为 7 天，大部分载药微球释放药物时间为 36 天，提高了 5 倍以上），疗效明显较以前单纯的化疗灌注或化疗灌注＋栓塞术显著，且副作用进一步减低，明显延长患者寿命及改善生活质量。有一部分患者肿瘤通过介入治疗后，使肿瘤缩小，达到降期的目的，使得原本不能手术患者可以接受手术治疗。这样的话，肿瘤治疗的效果就更好了。

肺血管介入技术除了经动脉化疗灌注（栓塞）术局部控制肿瘤以外，还可以对部分晚期肺癌引起的咯血、上腔静脉阻塞综合征等并发症有较好的疗效。肺癌合并咯血的肺血管介入治疗就是经支气管动脉化疗灌注＋栓塞肿瘤血管，在上一节我们讲过，这里就不再阐述。上腔静脉阻塞综合征是因为肺癌在生长过程中压迫或肿瘤癌栓进入上腔静脉，或是肿瘤引起淋巴结转移压迫上腔静脉，导致上腔静脉明显狭窄或闭塞，从而引起颜面部、双上肢肿胀，左、右锁骨下静脉的血不能回流到心脏进而引起胸闷、气促等一系列临床症状，是肺癌发展到晚期或终末期的一种严重并发症。肺血管介入技术就是经股静脉置入血管鞘，通过血管鞘送入导管行上腔静脉造影，看清楚血管被堵的程度及范围，根据造影情况，选择合适的金属支架，通过血管鞘将支架释放系统放置在狭窄或闭塞的上腔静脉，把不通的上腔静脉用支架把它支撑起来使血流通畅，患者症状即刻就可以缓解，手术安全、微创，只需要十几分钟就可完成，从而改善患者生活质量，延长寿命。总之，肺血管介入在肺癌及其相关并发症的治疗方面疗效好、微创、安全，使患者朋友们获益多多。

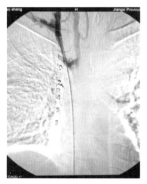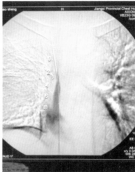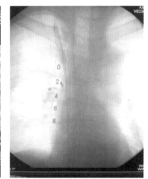

PART 5

经皮肺穿刺介入手术

经皮穿刺介入

　　一些肺部疾病要用到活检的方法来检查一些疾病，比如说肺癌，在做肺癌检查的时候是需要肺部活检，通过肺部活检来确诊是不是肺癌，通过检查的结果来判断肺癌的分期才好及时的做治疗，这样的疾病必须要确诊之后才可以对症治疗，而肺部穿刺活检的检查方法很多人都不知道，那么肺部穿刺介入方法是什么？

　　经皮穿刺肺介入是在 X 线透视下定位，或在彩超指导下，或 CT 指导下，用细针刺入病变局部，抽取部分细胞或组织，再将这些病变细胞或组织进行病理学检查来明确诊断，或通过穿刺针植入放射性粒子、药物等来治疗疾病的方法，或多电极射频消融或微波治疗肺癌等。

经皮肺穿刺介入具体包括哪些

经皮肺穿刺活检

对于肺内周边型病变，若常用的检查方法不能确诊时，经皮肺穿刺活检则有较大的帮助，另外对于那些晚期不能手术的肺癌患者，在选择放疗和化疗前，为获得病理类型诊断，经皮肺穿刺活检亦有较大的作用。

模拟机引导经皮穿刺肺活检定性诊断肺部病灶

CT 引导经皮穿刺肺活检诊断肺部疾患

B 超引导进行肺部疾病诊断，如果病变紧贴胸壁时，在 B 超下可清楚显示

经皮穿刺治疗肺部疾病

经皮穿刺技术治疗肺部良性疾病

经皮肺穿刺治疗肺部良性疾病主要是肺结核。对肺结核单发空洞患者行经皮肺穿介入术向空洞内注入异烟肼、阿米卡星等抗结核药物治疗。

经皮穿刺技术治疗肺癌

- 经皮穿刺多电极射频消融或微波、冷冻等方式治疗肺癌。
- 经皮穿刺瘤体内注入缓释化疗药物或放射性粒子。

肺穿刺的要求高，操作时更应该细心、认真和快速，尽量缩短时间，患者更要密切配合，呼吸应该平稳，不能咳嗽，穿刺前更应该接受详细检查，以便医生能正确地定位，提高穿刺的成功率。

经穿皮肺刺介入有哪些适应证

肺内实质性病变，尤其位于周边用其他方法不能确诊者

双侧病变或不能手术的恶性病变，需要病理类型诊断指导放疗或化疗者

为了确定肺内转移性病变的性质

经穿皮肺刺介入有哪些禁忌证

病变附近有严重肺气肿、肺大泡者

怀疑有血管病变如血管瘤、肺动静脉瘘

怀疑肺内囊性病变如肺包虫病

患者系出血体质，有凝血机制障碍或正在抗凝治疗中

患者不合作，不能控制咳嗽，有严重心肺功能不全，肺动脉高压者

并发症　　胸部穿刺介入的并发症有气胸、肺出血、咯血、胸膜腔出血、肿瘤的针道种植和其他器官的气体栓塞，实际上后两种情况非常罕见。国内外报道较为一致的术后并发症主要为气胸和肺内出血，而气胸是最常见的并发症，多在 10% 左右，大多是少量气胸，无须处理可自行吸收，需做胸腔闭式引流的患者仅占 1.6%~14.3%；肺内出血 1~3 日可自行吸收，少数患者有痰中带血；大咯血和胸膜腔出血的发生率较低。并发症的发生与操作者的熟练程度、进针次数、穿刺针与穿刺点胸膜切线位的锐角度及肺气肿等因素有关。

经穿皮肺刺介入术前准备

充分告知患者穿刺的目的、意义、操作过程及可能的并发症，获得患者理解同意并签署知情同意书。

常规检查　血常规、凝血分析、心电图、肺功能，用以评估患者是否存在禁忌证、心肺功能是否耐受肺穿刺检查以及耐受穿刺后并发症。

建议穿刺前行胸部增强 CT 检查以排除血管性病变，明确病灶与血管的关系，同时根据胸部增强 CT 制订最佳进针及穿刺路径。

建立静脉通路，准备必要止血药、吸氧装置和氧气等；对存在气胸风险较大者建议准备好胸腔穿刺或胸腔闭式引流所需穿刺物品、水封瓶及注射器等。

咳嗽症状较明显者可考虑提前 30 分钟至 1 小时服用强效止咳药如可卡因等进行镇咳。

穿刺过程　定位——穿刺进针——取标本。首先做常规的肺部 CT 扫描，然后在 CT 图像上测出穿刺点到预定穿刺目标的距离和角度，穿刺点常规皮肤消毒、铺巾、局部麻醉，测量好穿刺深度，令患者屏气，按照预定角度进行穿刺，穿刺时要注意保持穿刺针在穿刺点的同一扫描层面内，尽量采用与地面平行或垂直的方向，穿刺到位后，进行 CT 局部扫描，确定针尖是否在病灶内，若需要调整方向，要把穿刺针退到胸壁再进行调整，或者拔出重新穿刺。在调整穿刺针或拔针时，要患者屏气，针在体内时，让患者平静呼吸，尽量避免咳嗽。穿刺完毕退出穿刺针，穿刺标本固定，送病理检查。

体位的选择主要根据病变的位置及其与周围组织之间的关系，多选用仰卧位和俯卧位。

若为避免进针过深、避开血管或较厚肌肉时可考虑侧卧位，但患者配合程度会相应下降，穿刺过程中体位可能会改变，建议后背垫枕以固定体位。

患者能够长时间维持，取近距离进针，尽量避开叶间裂穿刺进针彩超、CT 等扫描，确定进针方向及深度，进针至目标部位，取标本穿刺针负压抽吸或活检枪切割取材，留取标本送相应的检查，如细胞学、病理学、病原学、特殊染色等。

经穿皮肺刺介入术后扫描有无出血、气胸等并发症，注意观察血压、呼吸、心率、有无疼痛等，嘱患者卧床休息 24 小时。

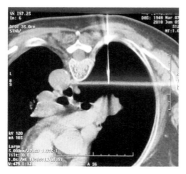
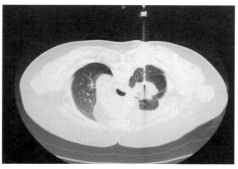

经皮肺穿刺介入诊断的优势

CT 图像密度分辨率高，能清楚显示病灶的大小、囊实性、有无坏死以及与周围组织器官的关系，不受气体、脂肪与骨骼等干扰，影像无重叠，可用薄层扫描，定位准确，能判断针尖的位置

安全性好，活检的成功率高，可达 90%，治疗效果也很好。经皮肺穿刺介入诊断操作简单，诊断率高

除了常用的带电视屏幕的 X 光机，CT，或 "B" 型超声波仪以外，不需其他特殊设备

整个操作在 10~30 分钟内完成，涂片细胞学检查可在短时间内报告结果，住院周期短

所需费用低，患者及家属经济压力小

安全有效，并发症少

关于肺结核介入治疗

经皮肺穿刺抗结核药介入治疗：经皮肺穿刺给药治疗耐多药空洞型肺结核是近几年来治疗难治性肺结核的一种新尝试。经皮肺穿刺能将药物准确地注射到空洞或病灶内，使药物直接杀死洞壁内的结核菌。药液侵蚀洞壁，促进洞壁上的干酪病灶、坏死物质易于脱落排出。并且多次注射可降低洞壁的屏障作用，药液通过针道可向周围病灶渗透，有利于肉芽组织的生长修复和空洞净化。方法为根据 X 线胸片及胸部 CT 空洞所在的部位确定穿刺部位和深度，在常规消毒局麻下，应用穿刺针行经皮肺穿刺，通过胸透、模拟定位机或 CT 引导下进针，明确针尖在空洞内注入抗结核药物。一般疗程结束后痰菌阴转率为70％，空洞缩小或闭合率为 68％，其中空洞闭合率为 32％，只略低于用此法治疗慢性空洞型肺结核。

经皮肺穿刺 70％乙醇介入治疗：利用乙醇对结核杆菌有良好的杀菌作用和组织内较好的渗透性，以及对病变肺组织的局限性损伤有利于结核病变的愈合作用，经皮肺穿刺病灶及空洞内注射 70％乙醇治疗耐多药肺结核疗法已应用于临床。在动物实验的基础上，经皮肺穿刺病灶内注射 70％乙醇治疗病灶较局限的耐多药肺结核，取得显著效果，治疗后 6 个月阳转阴达 100％，空洞闭合率为 47.1％。与使用抗结核药物介入治疗方法比较其优点主要有：

操作技术简单

乙醇杀灭结核杆菌效果较好，可以重复使用而不产生耐药问题

由于 70％乙醇能够引起肺组织的局限性损伤，而有利于结核病变的愈合

治疗次数少，费用低廉

经皮肺穿刺介入与肺癌

什么是微波消融、射频消融、冷冻消融和粒子置入治疗肺癌呢？我们来详细了解一下：

微波消融

介入医生可以把微波消融针通过皮肤小小的创口插入肿瘤内，在微波电磁场的作用下，肿瘤组织内的水分子、蛋白质分子等极性分子产生极高速振动，造成分子之间的相互碰撞、相互摩擦，在短时间内产生高温，从而导致肿瘤细胞凝固性坏死，简单地说，就是可以把肿瘤细胞"烧死"。它具有：创伤小、疗效明确、安全性高、患者恢复快、操作相对简单、适应人群广等特点。

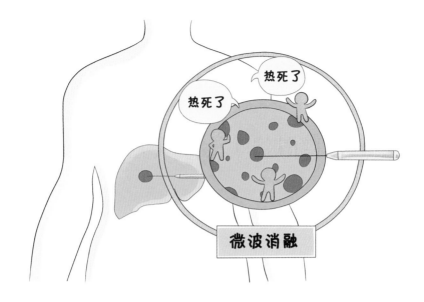

　经皮热消融治疗不能耐受手术切除早期 NSCLC 患者, 1 年、3 年和 5 年的生存率分别达到 97.7%、72.9% 和 55.7%, 且死亡率小于 1%。还可用于肺转移瘤、肝癌、乳腺癌、胰腺癌、前列腺癌、骨癌、子宫肌瘤等实体瘤的治疗。

　姑息性消融治疗的目的在于最大限度减轻肿瘤负荷、缓解肿瘤引起的症状和改善患者生活质量。如肿瘤侵犯肋骨或胸椎椎体引起的难治性疼痛, 对肿瘤局部骨侵犯处进行消融, 即可达到止痛效果。

不良反应	疼痛 消融后综合征 咳嗽 胸膜反应
并发症	气胸 胸腔积液 出血 感染 其他罕见并发症：支气管胸膜瘘、急性呼吸窘迫综合征、肿瘤针道种植、神经损伤、肺栓塞、空气栓塞、心包填塞等极少发生，需个别特殊处理

射频消融

和微波消融类似，介入医生把射频消融针插入肿瘤内后，它产生的射频，经电极针定点发射到实体肿瘤中心，使肿瘤带电，在高频交流电作用下，肿瘤内的离子往返高频震动，从而摩擦产热，使肿瘤局部发热，肿瘤细胞脱水，细胞内蛋白变性，肿瘤细胞凝固性坏死。这也是将肿瘤细胞"烧死"的方法。

适应证

射频消融术可用于人体器官良、恶性实体肿瘤，目前临床应用较多的是：肝癌、肺癌、乳腺癌。原发性肿瘤、转移性肿瘤、不能手术切除的晚期肿瘤、手术中探查发现不能完全切除的肿瘤、不能承受放疗化疗的肿瘤患者，均可接受射频消融治疗。

治疗过程简单

治疗在局麻下进行，治疗时间为 1~2 小时，患者可一边听音乐看电视，一边接受肿瘤消融治疗，安全系数较高，相比较传统的肿瘤治疗方法，其费用低、痛苦小、恢复较快，术后观察 1~3 天可出院。结合化疗或放射治疗，可达到延长患者生命，提高生命质量，减轻患者痛苦的目的。

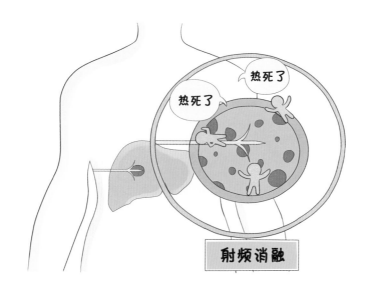

冷冻消融

和前面两种"烧死"肿瘤不同,这种方法是把肿瘤"冻死"。介入医生把冷冻消融针插入肿瘤内,可以让肿瘤内温度迅速降低到零下 140℃,再迅速上升至零上 20~40℃,通过这种温度梯度的变化可以导致肿瘤细胞蛋白质变性坏死,让肿瘤细胞活活"冻死"。可治疗几乎所有恶性和良性肿瘤及良性增生病变,如前列腺增生、乳腺肿瘤、血管瘤、肉瘤、子宫肌瘤、囊肿、疝、痔疮、癌前病变、口腔白斑病、晚期大肿瘤姑息治疗,是目前各种局部消融方法中适应证最广的方法。治疗效果确切可

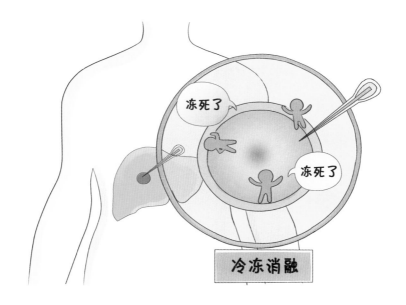

靠，靶向治疗准确可控，迅速止痛和除痛。

放射性粒子

外科手术是治疗早期非小细胞肺癌（NSCLC）的主要手段，但是多数肺癌患者确诊时已属晚期，无法行手术切除。这部分患者在传统的放化疗中获益有限，因此许多新的局部治疗方法应运而生，包括局部消融治疗、放射性 ^{125}I 粒子植入等。放射性 ^{125}I 粒子植入作为一种微创技术已经应用于肺癌的治疗，每年治疗肺癌患者的病例数迅速增加。手术操作方式主要有 CT 引导下经皮穿刺，B 超引导下经皮穿刺，手术中或支气管镜下粒子植入。它具有创伤较小，对周围组织损伤较小优点；缺点是粒子会随着肿瘤变化、位置变化，导致照射不均匀。其次就是粒子植入属于一种永久性植入，目前还无法取出。因具有辐射性，平时要注意好防护。

放射性 ^{125}I 粒子能以 27~35kev 能量发射出 γ 射线，半衰期为 60.2 天。γ 射线有效辐射半径 10~15mm 内肿瘤细胞的 DNA，干扰肿瘤细胞 DNA 合成，诱导细胞凋亡，射线对肿瘤具有杀伤作用，尤其是对射线敏感的肿瘤。

介入医生可以把具有放射作用的粒子直接放到肿瘤内部，让射线持续杀伤摧毁肿瘤。在最大限度降低对正常组织的损伤的同时，却又能达到杀死肿瘤的目的。可用于中晚期失去手术的患者；不能耐受手术和放化疗的患者；手术之后出现复发，不能再次行手术治疗；放化疗失败、无全身转移；一般状况较好，预计生存期大于 6 个月；肿瘤直径小于等于 7cm；单侧肺病灶小于 3 个；双侧肺病灶，每侧肺病灶数小于 3 个，可分次治疗。

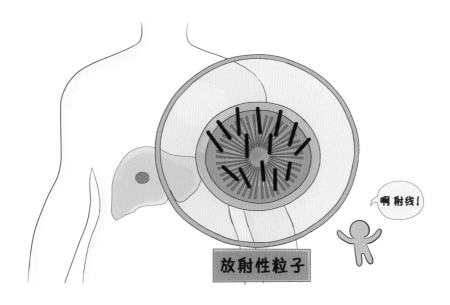

术前医生准备 患者的评估及影像学检查，制订治疗计划，完善各项实验室检查，明确病理，做好药品及监护设备

准备。

患者准备　患者及家属（被委托人）签署知情同意书。局部麻醉前 4 小时禁食，全身麻醉前 12 小时禁饮食。手术区必要时备皮。建立静脉通道。术前口服镇咳剂。

术后处理　患者返回病房过程中，由专人护送，手术部位遮盖 0.15~0.25mm 铅当量的铅单。术后心电监护、吸氧至病情平稳。术后 24 小时复查胸片或胸部 CT，观察有无继发气胸、血胸或粒子移位。置放胸腔闭式引流者常规进行胸腔引流瓶护理。

并发症及处理

气胸　少量气胸，患者无症状时，可继续观察。

当肺压缩量超过 30% 时，患者症状严重时，一般需置放胸腔闭式引流。

出血

肺出血，少量用些止血药

血胸，需要胸腔闭式引流

粒子移位和迁移

感染，使用抗生素

局部放射性肺炎及放射性肺纤维化

其他少见并发症：如肺栓塞、空气栓塞、针道种植、神经损伤等，需个别特殊处理

　　精准微创的介入治疗因其创伤小、疗效佳，已成为肿瘤治疗不可缺少的手段，是继外科手术、化疗、放疗等治疗肿瘤方法的第四个有力法宝！

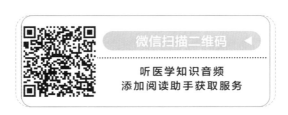

微信扫描二维码 ◄

听医学知识音频
添加阅读助手获取服务

肺部微创手术
患者指南

呼吸介入微创技术自20世纪80年代兴起以来，伴随着基础医学、工程材料学、现代电子光学及人工智能等新学科、新技术的快速发展，已经成为一个多学科、多维度共同诊疗肺部疾病的新型医学模式。

本书通俗而具体地介绍肺部肿瘤、肺结核、咯血、气胸、气道狭窄、胸腔积液等常见多发肺部疾病呼吸介入微创诊疗方法，让广大群众及病患了解呼吸介入微创技术在肺部疾病的现实应用和诊疗效果，以便大家在就诊时，在专科医生的帮助下能够作出科学正确的治疗选择。